中国先进治疗药品研发现状与进展

主编 王 涛

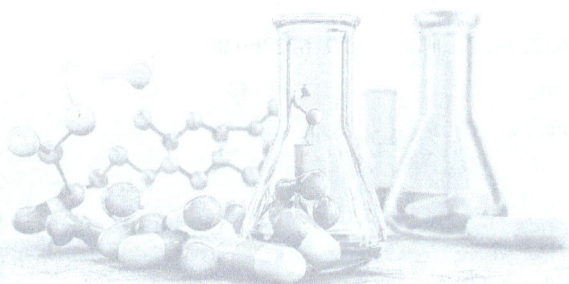

中国健康传媒集团
中国医药科技出版社 · 北京

图书在版编目（CIP）数据

中国先进治疗药品研发现状与进展 / 王涛主编 .
北京 : 中国医药科技出版社 , 2025. 9. -- ISBN 978-7
-5214-5543-4

Ⅰ . R97

中国国家版本馆 CIP 数据核字第 20251WM337 号

美术编辑　陈君杞
责任编辑　张芳芳　郭紫薇
版式设计　也　在

出版　**中国健康传媒集团** | 中国医药科技出版社
地址　北京市海淀区文慧园北路甲 22 号
邮编　100082
电话　发行 : 010-62227427　邮购 : 010-62236938
网址　www.cmstp.com
规格　710×1000mm $\frac{1}{16}$
印张　9
字数　117 千字
版次　2025 年 9 月第 1 版
印次　2025 年 9 月第 1 次印刷
印刷　北京印刷集团有限责任公司
经销　全国各地新华书店
书号　ISBN 978-7-5214-5543-4
定价　**58.00 元**

获取新书信息、投稿、
为图书纠错，请扫码
联系我们。

编 委 会

致　谢

中国食品药品国际交流中心

山东省药品监督管理局

前　言

先进治疗药品（advanced therapy medicinal products，ATMPs）是当今生物医药领域最具革命性的前沿阵地，代表着医疗技术从传统小分子和抗体药物向细胞、基因和组织层次的发展。这类药品融合了生物科技最新的技术成果，依托细胞操作、基因编辑、组织工程等新技术，为传统治疗手段束手无策的疾病提供了全新的解决方案。先进治疗药品系指"基于细胞、基因、微生物、组织工程等新技术平台，采用体外操作、体内发挥作用机制的活性治疗药品"，主要包括细胞治疗药品（CTMPs）、基因治疗药品（GTMPs）以及采用其他基于微生物、细胞、基因或组织工程等创新技术或方法生产的药品。

ATMPs 的临床价值在于其能够从根本上改变疾病进程，甚至实现一次性治愈的长期效果，为重大难治性疾病提供了新的治疗范式。在肿瘤治疗领域，CAR-T 细胞疗法已经使部分血液系统恶性肿瘤从"不治之症"变为可长期控制的疾病；在遗传病领域，基因治疗药品有望一次性纠正缺陷基因，根治单基因遗传病；在组织损伤领域，组织工程药品则开启了人体组织器官再生修复的全新可能。这些治疗模式的突破不仅意味着患者生存质量和生存期的显著改善，更能够从根本上减轻医疗系统长期护理的经济负担，产生巨大的社会效益。

我国在 ATMPs 领域的发展呈现出爆发式增长态势，已经成为全球生物医药创新格局中的重要力量。截至 2025 年 6 月 30 日，我国累计批准先进治疗药物注册临床试验（IND）517 个，其中细胞治疗药物 IND 获批 354 个（占比 68.5%），基因治疗药物 IND 获批 155 个（占比 30%）。在细胞治疗领域，我国进展尤为显著，截至 2025 年 7 月，我国国家药品监督管理局（NMPA）已批准 7 款嵌合抗原受体 T 细胞（CAR-T）治疗产品上市，主要集中在淋巴瘤、多发性骨髓瘤等血液肿瘤领域。在基因治疗领域，国内企业也在积极布局，多条管线处于临床开发阶段，涉及血友病、遗传性视网膜病变等单基因遗传病。

在国际化方面，我国创新药企取得了突破性进展。2025 年上半年，我国药企对海外的授权总金额已达 600 亿美元，超过 2024 年全年总额。这些交易不仅体现了国际市场对中国创新药研发质量的认可，更标志着中国正在从全球生物医药的"跟随者"向"创新贡献者"转变。

我国 ATMPs 的快速发展得益于国家政策红利的支持。我国已将生物医药产业发展纳入国家经济社会发展的全局战略，《"十四五"医药工业发展规划》提出，立足国内市场优势集聚全球创新资源，推动中国医药高水平国际化。2024 年 7 月，国务院《全链条支持创新药发展实施方案》进一步强调，要深化全球合作，激励创新药出海。在此战略引领下，北京、上海等地先后出台了配套政策，构建覆盖研发、临床、生产的国际化产业生态。

在审评审批方面，国家药品监督管理局通过系统化、科学化的改革，制订了创新药加快审评审批程序、优化 IND 的审评程序，对重点品种采取"提前介入、一企一策、全程指导、研审联动"等措施，提升了创新药研发的效率与质量。ATMPs 可按照创新药相关的加快上市注册制度，如突破性治疗、附条件批准、优先审评审批等，大大加速了 ATMPs 的上市进程。

在标准体系建设方面，国家药品监督管理局药品审评中心（CDE）加强药品监管科学建设，在新领域、新技术方面制定了多项技术要求和指导原则，为 ATMPs 的研发提供了技术支持。2025 年 6 月，CDE 发布了《先进治疗药品的范围、归类和释义（征求意见稿）》，首次从监管层面系统定义了"先进治疗药品"，并提出了"三大类 + 九亚类"的科学分类体系，为 ATMPs 的研发、申报和管理提供了科学路径与政策依据，标志着我国先进治疗药品监管体系与国际规范接轨迈出了重要一步。

尽管我国 ATMPs 领域取得了显著进展，但仍面临诸多挑战，如：靶点扎堆现象严重（如 PD-1、HER2 等领域竞争激烈），基础研究相对薄弱，原创性不足，存在商业化的挑战等。此外，ATMPs 的生产工艺复杂、成本高昂等也制约了其广泛应用。

未来，我国 ATMPs 的发展将围绕以下几个方向。

差异化创新：避免同质化竞争，聚焦未满足的临床需求，如罕见病、专科疾病等领域。

前沿技术探索：加强在基因编辑、新型递送系统、人工智能辅助药物设计等前沿领域的布局。

国际化战略：鼓励企业通过 License-out 等多种方式参与全球竞争，并逐步从新兴市场向欧美成熟市场拓展。

产业化与可及性：通过技术进一步降低生产成本，通过医保谈判和商业保险提高患者的可及性。

总之，我国先进治疗药品领域正处在从"量变积累"向"质变飞跃"过渡的关键时期。在政策支持、资本赋能和产业协同的多重推动下，我国有望在全球生物医药领域扮演越来越重要的角色，为全球患者提供更多"中国智造"的治疗方案，同时也为国内经济转型升级和健康中国建设提供强劲动力。随着我国在先进治疗药品领域的持续创新和发展，未来十年将是我国从"医药制造大国"迈向"医药创新强国"的关键时期。

编 者

2025 年 9 月

目　录

第一章
先进治疗药品的分类及发展现状

先进治疗药品（advanced therapy medicinal products，ATMPs）这一概念最早由欧洲药品管理局（European Medicines Agency，EMA）在 2007 年颁布针对 ATMPs 的专门法规（EC）No.1394/2007 中提出，在法律法规层面阐述 ATMPs 的总体分类框架并明确各类产品的释义。根据该法规分类框架，ATMPs 总体划分为四类，包括基因治疗产品（GTMP）、细胞治疗产品（CTMP）、组织工程产品（TEP）和组合型 ATMP。

美国食品药品管理局（Food and Drug Administration，FDA）未直接使用"ATMPs"统称，而是在法规层面分散定义为"人体细胞组织产品（HCT/Ps）""再生医学产品（RMT）"和"细胞与基因治疗产品（CGT）"。

日本药品和医疗器械管理局（Pharmaceuticals and Medical Devices Agency，PMDA）采用"再生医学产品"概念，涵盖基因治疗和细胞治疗，未完全对标 ATMPs 分类。

我国国家药品监督管理局紧密结合先进治疗药品研究的新方向、新需求和新困难，深入分析 ATMPs 产业化过程中面临的政策法规、科学伦理、监管方法和技术评价等监管科学挑战，开展了新工具、新方法、新标准研究，建立国际领先的评价体系、技术指南和国家标准。

第一节　我国先进治疗药品范围与分类

先进治疗药品（advanced therapy medicinal products，ATMPs）是指符合药品相关管理规定，按照药品注册的路径进行研制、生产、经营、使用和监管，且经体外操作生产并在人体内发挥预期功能的细胞治疗药品、基因治疗药品，以及采用其他基于微生物、细胞、基因或组织工程等创新技术或方法生产的药品。

根据我国药品监管框架以及先进治疗药品的属性、归类评估原则，先进治疗药品的范畴，不包括经采血来源的输血用血液成分，直接由供者捐献的未加工的移植用人体细胞、组织或器官，用于生殖技术的人工胚胎、（受精卵、配子等）生殖细胞等。此外，也不包括预防用疫苗。

基于先进治疗药品的范围与属性，根据药品的活性成分、工艺特点、功能用途及作用机制分析，结合我国目前各类产品研发成熟度，同时参考国际监管规范，将该类药品划分为以下三大类。

1. 细胞治疗药品

细胞治疗药品（cell therapy medicinal products，CTMPs）是指经体外操作，通过调节细胞的生物活性、免疫特性或代谢状态，和（或）通过体内细胞替换、再生和功能重建进而实现预期功能的细胞药品。例如：免疫细胞治疗药品、干细胞治疗药品等。

2. 基因治疗药品

基因治疗药品（gene therapy medicinal products，GTMPs）是指借

助核酸（包括 DNA、RNA），和（或）通过病毒、非病毒载体导入外源基因序列，或使用作用于特定基因的核酸酶或蛋白酶，特异性改变人体的基因序列或调控基因表达等，替代、补偿、阻断、修正特定基因，进而发挥相关的生物学活性，从而实现预期用途的先进治疗药品。例如：核酸、基因改造的微生物（如病毒、细菌）载体类药品等。

3. 其他

由于生物科技发展日新月异，多学科技术领域不断交叉融合，一些采用其他基于微生物、细胞、基因或组织工程等创新技术 / 方法（如组织和器官再生技术、新型递送载体技术等）生产的产品不断涌现。考虑到该类产品的活性成分和技术路线复杂多样，研发进展快速，具有较大的发展潜力，但目前鲜少在国内批准上市，暂不独立细分产品类别。仅基于当前认知、研发进展和沟通交流情况，进行初步归类。根据活性成分、工艺特点、功能用途或作用机制，列举如下几种类别，但不限于以下类别，后续可不断更新完善。

（1）具有药品属性的组织工程药品（tissue engineered medicinal products）。

（2）新生抗原类治疗药品（neoantigen-based medicinal products）。

（3）新型递送系统药品（novel delivery system-based medicinal products）。

（4）细胞衍生物药品（cell derivatives-based medicinal products）。

（5）新型微生物类药品（emerging microorganism-based medicinal products）。

第二节 全球与中国先进治疗产业的进展与研发趋势

一、全球

全球先进治疗产业持续升温，根据 Insight 数据库检索结果显示，截至 2025 年 6 月 18 日，全球以企业为主体研发的 ATMPs 有 9419 个，主要以细胞治疗药品和基因治疗药品为主，细胞治疗药品占比超过 50%，基因治疗药品占比超过 20%；大部分在研项目处于临床前阶段，处于临床研究期间的产品约占 30%，处于临床前开发阶段的产品约占 60%；创新的 ATMPs 越来越多，例如溶瘤病毒 / 细菌、新型转基因噬菌体、细胞外囊泡 / 外泌体等。

先进治疗药品适应证范围正在从罕见病向常见重大疾病（如实体瘤、心血管疾病、神经退行性疾病）拓展。据 Lucintel 咨询公司《先进治疗市场报告：2030 年趋势、预测与竞争分析》最新预测，2024—2030 年，全球先进治疗市场预计将以 13.5% 的复合年增长率成长，至 2030 年，全球先进治疗市场预计将达到 199 亿美元。

从区域划分来看，全球 ATMP 市场份额中，北美地区占据首位，占比超过 40%，主要得益于美国和加拿大强大的生物制药产业，北美在肿瘤细胞治疗领域处于主导地位，占全球 CAR-T 销售额 78%。由于癌症、心血管疾病和神经退化性疾病等慢性疾病的高盛行率，北美将继续成为最大的市场。欧洲市场紧随其后，占比约 30%，亚洲市场以中国和日本为代表，增长迅速，预计未来几年将超过欧洲。

从产品类型来看，CAR-T 疗法表现尤为突出，2024 年上半年全球销售额达 20.14 亿美元，同比增长 11%。吉利德的 Yescarta 以 7.94 亿美元销售额位居榜首，强生的 CARVYKTI 因二线治疗适应证获批，销售额同比激增 81.5% 至 3.43 亿美元。基因治疗领域，Sarepta 的 Elevidys（杜氏肌营养不良症疗法）2024 年第一季度营收 1.34 亿美元，累计销售额超 3.34 亿美元，成为罕见病治疗领域标杆。

近五年 FDA 和 EMA 批准上市的先进治疗药品见表 1 至表 5。

表 1　近五年 FDA 批准上市的体外基因修饰细胞治疗药品

疗法分类	靶点/载体	通用名	商品名	持证商	获批时间
CAR-T	CD19/ 慢病毒载体	brexucabtagene autoleucel	TECARTUS®	Kite Pharma, Inc.	2020.07
	CD19/ 慢病毒载体	lisocabtagene maraleucel	BREYANZI®	Juno Therapeutics, Inc., a Bristol-Myers Squibb Company	2021.02
	CD19/ 慢病毒载体	obecabtagene autoleucel	AUCATZYL®	Autolus Limited	2024.11
	BCMA/ 慢病毒载体	idecabtagene vicleucel	ABECMA®	Celgene Corporation, a Bristol-Myers Squibb Company	2021.03
	BCMA/ 慢病毒载体	ciltacabtagene autoleucel	CARVYKTI®	Janssen Biotech, Inc.	2022.02
TCR-T	MAGE-A4/ 慢病毒载体	afamitresgene autoleucel	TECELRA®	Adaptimmune LLC	2024.08
经体外基因修饰的造血干细胞	ARSA/ 慢病毒载体	atidarsagene autotemcel	LENMELDY®	Orchard Therapeutics（Europe）Limited	2024.03
	ABCD1/ 慢病毒载体	elivaldogene autotemcel	SKYSONA®	bluebird bio, Inc.	2022.09
	βA-T87Q- 珠蛋白 / 慢病毒载体	betibeglogene autotemcel	ZYNTEGLO®		2022.08

表 2   近五年 FDA 批准上市的非基因修饰细胞治疗药品

疗法分类	通用名	商品名	持证商	获批时间
肿瘤浸润淋巴细胞（TIL）疗法	lifileucel	AMTAGVI®	Iovance Biotherapeutics，Inc.	2024.02
同种异体胰岛 β 细胞	donislecel	LANTIDRA®	CellTrans Inc.	2023.06
脐带血造血干细胞	omidubicel-onlv	OMISIRGE®	Gamida Cell Ltd.	2023.04
	HPC，Cord Blood	REGENECYTE®	StemCyte，Inc.	2024.11
同种异体骨髓来源的间充质基质细胞	remestemcel-L-rknd	RYONCIL®	Mesoblast，Inc.	2024.12

表 3   近五年 FDA 批准上市的基因治疗药品

疗法分类	技术路线	通用名	商品名	持证商	获批时间
病毒载体类药品	腺相关病毒载体（AAV）	etranacogene dezaparvovec-drlb	HEMGENIX®	CSL Behring LLC	2022.11
		valoctocogene roxaparvovec-rvox	ROCTAVIAN®	BioMarin Pharmaceutical Inc	2023.06
		delandistrogene moxeparvovec-rokl	ELEVIDYS®	Sarapeta Therapeutics，Inc.	2023.06
		fidanacogene elaparvovec-dzkt	BEQVEZ®	Pfizer，Inc.	2024.04
		eladocagene exuparvovec-tneq	KEBILIDI®	PTC Therapeutics	2024.11
	腺病毒载体（AdV）	nadofaragene firadenovec-vcng	ADSTILADRIN®	Ferring Pharmaceuticals A/S	2022.11
	单纯疱疹病毒载体（HSV-1）	beremagene geperpavec	VYJUVEK®	Krystal Biotech，Inc.	2023.05
	逆转录病毒载体	prademagene zamikeracel	ZEVASKYN®	Abeona Therapeutics，Inc.	2025.04
基因编辑类药品	CRISPR/Cas9	exagamglogene autotemcel [exa-cel]	CASGEVY®	Vertex Pharmaceuticals Incorporated	2023.12

表4 近五年FDA批准上市的其他先进治疗药品

疗法分类	通用名	商品名	持证商	获批时间
异体胸腺组织	Allogeneic processed	RETHYMIC®	Enzyvant Therapeutics GmbH	2021.10
异体细胞化支架	allogeneic cultured keratinocytes and dermal fibroblasts in murine collagen–dsat	STRATAGRAFT®	Stratatech Corporation	2021.06
人细胞外基质（ECM）组成的脱细胞组织工程血管	acellular tissue engineered vessel–tyod	SYMVESS®	Humacyte Global, Inc.	2024.12
同种异体视网膜色素上皮细胞封装于微型移植物后移植	revakinagene taroretcel–lwey	ENCELTO®	Neurotech Pharmaceuticals, Inc.	2025.03

表5 近五年EMA批准上市的先进治疗药品

疗法分类	靶点/载体	通用名	商品名	持证商	获批时间
同种异体T细胞免疫疗法	—	tabelecleucel	EBVALLO®	Pierre Fabre Medicament	2022.12
CAR-T疗法	CD19/逆转录病毒载体	brexucabtagene autoleucel	TECARTUS®	Kite Pharma EU B.V.	2020.12
	CD19/慢病毒载体	lisocabtagene maraleucel	BREYANZI®	Bristol–Myers Squibb Pharma EEIG	2022.04
	BCMA/慢病毒载体	idecabtagene vicleucel	ABECMA®	Bristol–Myers Squibb Pharma EEIG	2021.08
	BCMA/慢病毒载体	ciltacabtagene autoleucel	CARVYKTI®	Janssen–Cilag International NV	2022.05
经体外基因修饰的造血干细胞（和祖细胞）	慢病毒载体	autologous CD34+ cells encoding ARSA gene	LIBMELDY®	Orchard Therapeutics (Netherlands) BV	2020.12
基因治疗药品	AAV9载体	onasemnogene abeparvovec	ZOLGENSMA®	Novartis Europharm Limited	2020.05

续表

疗法分类	靶点/载体	通用名	商品名	持证商	获批时间
基因治疗药品	AAV2 载体	eladocagene exuparvovec	UPSTAZA® (KEBILIDI®)	PTC Therapeutics International Limited	2022.07
	AAV5 载体	valoctocogene roxaparvovec	ROCTAVIAN®	BioMarin International Limited	2022.08
	F IX / 腺病毒载体	etranacogene dezaparvovec	HEMGENIX®	CSL Behring GmbH	2023.02
	HSV-1 载体	beremagene geperpavec	VYJUVEK®	Krystal Biotech Netherlands B.V.	2025.04
	CRISPR/Cas9	exagamglogene autotemcel	CASGEVY®	Vertex Pharmaceuticals (Ireland) Limited	2024.02

注：—表示无相关内容。

二、中国

目前我国已发展成为全球细胞疗法研发热度最高的国家。根据 ClinicalTrials.gov 网站不完全统计数据，中国细胞治疗临床试验数量及申报产品数量位居全球第二位，仅次于美国。自 2021 年中国第一个嵌合抗原受体 T 细胞（chimeric antigen receptor T cell，CAR-T）治疗药品获批上市以来，中国上市 CAR-T 产品数量已占据全球同类产品 50% 以上，我国先进治疗产业的发展已迈入与国际先进水平"并跑"的新阶段。

（一）临床试验批准情况

截至 2025 年 6 月 30 日，国内累计批准先进治疗药物注册临床试验（IND）517 个（按受理号计），对已批准 IND 的品种进行了分类统计如下。

1. 按药物类型分类统计（表6）

细胞治疗药物：IND 获批 354 个，占比 68.5%；其中，经体外基因修饰细胞治疗产品 200 个，非基因修饰细胞治疗产品 154 个。

基因治疗药物：IND 获批 155 个，占比 30.0%；其中，非微生物载体类基因治疗药物 28 个，微生物载体类基因治疗药物 126 个，新兴微生物基因治疗药物 1 个。

其他：IND 获批 8 个，占比 1.5%。

表6 国内先进治疗药物 IND 获批数量（单位：个，数据截至 2025 年 6 月底）

年份	细胞治疗药物		基因治疗药物			其他	合计
	未经基因修饰	体外基因修饰	非微生物载体类	微生物载体类	新兴微生物		
2020 年以前	4	18	0	2	0	0	24
2020 年	8	9	0	0	0	1	18
2021 年	13	19	0	10	0	0	42
2022 年	24	28	2	23	0	1	78
2023 年	42	55	5	44	1	3	150
2024 年	40	52	15	35	0	0	142
2025 上半年	23	19	6	12	0	3	63
合计	154	200	28	126	1	8	517

我国的先进治疗药物近五年发展很快，截至 2025 年 6 月 30 日，国内累计批准先进治疗药物 IND 517 个，其中细胞治疗药物 IND 获批 354 个（占比 68.5%），基因治疗药物 IND 获批 155 个（占比 30.0%）。

IND 的批准量从 2020 年至 2023 年每年增长率接近 100%，2024 年批准数量与 2023 年相当，说明我国先进治疗药品的研发从爆发期逐步走向平稳。

2. 适应证分布

（1）已批准 IND 适应证分布（表 7）

细胞治疗药物：以抗肿瘤适应证为主，前三位依次为抗肿瘤药物（56.2%），风湿性疾病及免疫药物（8.2%），呼吸系统疾病及抗过敏药物（7.6%）。

基因治疗药物：以抗肿瘤适应证为主，前三位依次为抗肿瘤药物（43.3%），皮肤及五官科药物（32.3%），神经系统疾病药物（11.0%）。

其他：除 1 个为内分泌系统药物外，其余均为抗肿瘤适应证。

表 7　国内先进治疗药物已批准 IND 的适应证分类

药物适应证分组	细胞治疗药物IND数量（占比）	基因治疗药物IND数量（占比）	其他IND数量（占比）
抗肿瘤药物	199（56.2%）	67（43.3%）	7（87.5%）
风湿性疾病及免疫药物	29（8.2%）	2（1.3%）	—
呼吸系统疾病及抗过敏药物	27（7.6%）	—	—
消化系统疾病药物	24（6.8%）	1（0.6%）	—
神经系统疾病药物	17（4.8%）	17（11.0%）	—
外科及其他药物	14（4.0%）	1（0.6%）	—
循环系统疾病药物	12（3.4%）	5（3.2%）	—
血液系统疾病药物	11（3.1%）	8（5.2%）	—
皮肤及五官科药物	9（2.5%）	50（32.3%）	—
内分泌系统药物	5（1.4%）	3（1.9%）	1（12.5%）
肾脏/泌尿系统疾病药物	4（1.1%）	—	—
生殖系统疾病药物	2（0.6%）	—	—
精神障碍疾病药物	1（0.3%）	—	—
抗感染药物	—	1（0.6%）	—
合计	354（100%）	155（100%）	8（100%）

注：—表示无相关内容。

（2）已开展临床试验适应证分布（表8）

已登记的427项临床试验，细胞治疗药物临床试验287项（67.2%），基因治疗药物临床试验133项（31.1%），其他临床试验7项（1.6%）。

细胞治疗药物：以抗肿瘤适应证为主，前三位依次为抗肿瘤药物163项（56.8%）、消化系统疾病药物23项（8.0%）、呼吸系统疾病及抗过敏药物21项（7.3%）。

基因治疗药物：以抗肿瘤适应证为主，前三位依次为抗肿瘤药物56项（42.1%）、皮肤及五官科药物41项（30.8%）、神经系统疾病药物15项（11.3%）。

其他：临床试验适应证全部为抗肿瘤药物。

表8　国内先进治疗药物登记开展临床试验适应证分类

药物适应证分组	细胞治疗药物临床试验项目数（占比）	基因治疗药物临床试验项目数（占比）	其他临床试验项目数（占比）
抗肿瘤药物	163（56.8%）	56（42.1%）	7（100%）
消化系统疾病药物	23（8.0%）	1（0.8%）	—
呼吸系统疾病及抗过敏药物	21（7.3%）	—	—
外科及其他药物	17（5.9%）	—	—
风湿性疾病及免疫药物	16（5.6%）	1（0.8%）	—
神经系统疾病药物	14（4.9%）	15（11.3%）	—
血液系统疾病药物	12（4.2%）	10（7.5%）	—
循环系统疾病药物	10（3.5%）	3（2.3%）	—
皮肤及五官科药物	5（1.7%）	41（30.8%）	—
内分泌系统药物	4（1.4%）	4（3.0%）	—
肾脏/泌尿系统疾病药物	2（0.7%）	—	—
抗感染药物	—	1（0.8%）	—
妇科	—	1（0.8%）	—
合计	287（100.0%）	133（100%）	7（100%）

注：—表示无相关内容。

先进治疗药物研究不断取得突破，为众多疑难病症的治疗带来新希望。从罕见病到癌症，从血液疾病到慢性病，先进治疗药物的应用范围不断拓展，正在重塑全球医疗格局。

国内先进治疗药物批准 IND 按药物适应证分类统计如下。细胞治疗药物以抗肿瘤适应证为主，前三位依次为抗肿瘤药物（56.2%），风湿性疾病及免疫药物（8.2%），呼吸系统疾病及抗过敏药物（7.6%）；基因治疗药物以抗肿瘤适应证为主，前三位依次为抗肿瘤药物（43.2%），皮肤及五官科药物（32.3%），神经系统疾病药物（11.0%）。适应证的拓展为先进治疗药物创造了更为广阔的应用领域。针对非肿瘤适应证的先进治疗药物的研发数量有所增加，2024 年国内 IND 先进治疗药物中非肿瘤适应证占比为 53.5%，而在 2023 年的比率为 40%。无论从已批准 IND 适应证中还是已开展临床试验的适应证分布可以看出，细胞治疗药物、基因治疗药物及其他药物均以抗肿瘤适应证为主，说明抗肿瘤药物是先进治疗有药物的研发热点，在临床上先进治疗药物主要以肿瘤药物作为突破口。

（二）药物注册临床试验开展情况

1. 试验分期和状态

截至 2025 年 6 月 30 日，登记平台共登记 427 项先进治疗药物临床试验。其中Ⅰ期试验 222 项（52.0%）、Ⅱ期试验 58 项（13.6%）、Ⅲ期试验 16 项（3.7%）、其他类型试验（由于填报信息不全或不规范导致无法统计的试验）131 项（30.7%），以Ⅰ/Ⅱ期试验为主（110 项，占比 84%），其次占比较多的是长期随访研究（13 项，占比 9.9%）。其中，已完成Ⅰ期试验 14 项（58.3%）、Ⅱ期试验 4 项（16.7%）、Ⅲ期试验 2 项（8.3%）、其他类型试验 4 项（16.7%）。

2.试验启动 / 完成用时

以国内第一例受试者签署知情同意书日期作为先进治疗药物注册临床试验启动标志。截至 2025 年 6 月 30 日，有 129 项临床试验尚未更新第一例受试者签署知情同意书日期或暂无受试者入组。其余 298 项临床试验启动最短用时 16 天，最长用时 1938 天。若以一个月 30 天、一年 365 天粗略估算，三个月内启动临床试验 40 项，六个月内启动临床试验 114 项，一年及以上启动临床试验 87 项。已完成的 24 项临床试验用时约在一年及以上，其中完成最短用时 318 天，最长用时 1548 天。

目前先进治疗药物的临床试验大多集中在 I 期临床试验，进入 II 期临床后数量较少，说明在 I 期临床试验的推进效率和风险应该关注；目前已进入临床试验的品种占已批准临床研究的数量不超过 85%，说明有一些品种的临床试验推进较慢。

3.试验设计

国内先进治疗药物临床试验设计以单臂试验为主，共 336 项临床试验，其余 91 项临床试验为平行分组。337 项临床试验为非随机化，90 项临床试验为随机化。370 项临床试验为开放试验，51 项临床试验为双盲，6 项临床试验为单盲（表 9）。

表 9　国内先进治疗药物注册临床试验设计分类

药物类型	设计类型		随机化		盲法		
	单臂试验	平行分组	非随机化	随机化	开放	双盲	单盲
细胞治疗	224	63	224	63	246	38	3
基因治疗	107	26	107	26	118	12	3
其他	5	2	6	1	6	1	0
合计	336	91	337	90	370	51	6

4. 试验范围

国内先进治疗药物注册临床试验范围以国内为主，共 413 项，占比 96.7%；国际多中心临床试验 14 项，占比 3.3%（表 10）。

表 10　国内先进治疗药物注册临床试验范围

药物类型	国内试验项目数	国际多中心项目数
细胞治疗	283	4
基因治疗	124	9
其他	6	1
合计	413	14

5. 申请人分布

承担先进治疗药物临床试验申请人所在地区排名前五位的省/市依次为：上海市 142 个、北京市 91 个、广东省 40 个、江苏省 32 个，浙江省 30 个。按药物分类统计申请人所在地区见表 11。

（1）承担细胞治疗药物临床试验申请人所在地区排名前三位的省/市为上海市、北京市、广东省，其中上海市占比最高，为 96 个（33.4%），其次为北京市 59 个（20.6%）、广东省 28 个（9.8%）。

（2）承担基因治疗药物临床试验申请人所在地区排名前三位的省/市为上海市、北京市、湖北省，其中上海市占比最高，为 45 个（33.8%），其次为北京市 28 个（21.0%）、湖北省 14 个（10.5%）。

（3）承担其他药物临床试验申请人所在地区以北京市占比最高，为 4 个（57.1%），上海市 1 个、四川省 1 个、湖北省 1 个。

表 11　国内先进治疗药物临床试验申请人所在地区分布

省/市	细胞治疗	基因治疗	其他	合计
上海市	96	45	1	142
北京市	59	28	4	91
广东省	28	12	—	40
江苏省	25	7	—	32
浙江省	18	12	—	30
湖北省	9	14	1	24
四川省	3	9	1	13
天津市	9	3	—	12
安徽省	9	2	—	11
山东省	9	—	—	9
重庆市	7	—	—	7
河北省	4	1	—	5
江西省	3	—	—	3
福建省	2	—	—	2
贵州省	2	—	—	2
吉林省	2	—	—	2
湖南省	1	—	—	1
云南省	1	—	—	1
合计	287	133	7	427

注：—表示无相关内容。

从表 11 可以看出，目前先进治疗药品的研发热点地区集中在长三角、京津冀和广东省，这些地区也是医药产业发达的传统地区，中部和西南地区发展较快，东北、西北等地区相对较慢。

（三）批准上市情况

作为全球生物医药产业竞争最重要的"新赛道"之一，国内药企在 ATMPs 领域展现出了强劲的创新活力，申报管线的数量在逐年增加，申报呈现差异化趋势，新疗法、新应用方向不断出现。细胞治疗药品领域，以 CD19、BCMA 为靶点的自体 CAR-T 细胞治疗药品相继在国内批准上市，部分产品在境外批准上市，标志着我国原创新药正在逐渐进入全球市场，给更多患者带来福祉。2025 年初批准一款间充质基质细胞药物——艾米迈托赛注射液，与 FDA 同类品种几乎同时批准；在基因治疗赛道，我国已批准一款 AAV 病毒载体药物，目前还有几款正在 NDA 审评中的基因治疗药物，后续会有其他药物陆续批准上市，国内企业与国际巨头的差距正在逐渐缩小，我国相关政策的利好正在显现出良好的态势。国内近五年批准的 ATMP 见表 12。

表 12　国内近五年批准的 ATMP

疗法分类	靶点/载体	通用名	商品名	持证商	获批时间
CAR-T	CD19/逆转录病毒载体	阿基仑赛注射液	奕凯达®	复星凯瑞（上海）生物科技有限公司	2021.06
	CD19/慢病毒载体	瑞基奥仑赛注射液	倍诺达®	苏州药明巨诺生物科技有限公司	2021.09
	BCMA/慢病毒载体	伊基奥仑赛注射液	福可苏®	南京驯鹿生物医药有限公司	2023.06
	CD19/慢病毒载体	纳基奥仑赛注射液	源瑞达®	合源生物科技（天津）有限公司	2023.11
	BCMA/慢病毒载体	泽沃基奥仑赛注射液	赛恺泽®	上海科济制药有限公司	2024.02
	BCMA/慢病毒载体	西达基奥仑赛注射液	卡卫获®	南京传奇生物科技有限公司	2024.08
	CD19/逆转录病毒载体	雷尼基奥仑赛注射液	恒凯莱	上海恒润达生生物科技股份有限公司	2025.07
同种异体脐带来源的间充质基质细胞	—	艾米迈托赛注射液	睿铂生®	铂生卓越生物科技（北京）有限公司	2025.02
基因治疗药品	重组腺相关病毒载体（rAAV）	波哌达可基注射液	信玖凝®	上海信致医药科技有限公司	2025.04

疗法分类	靶点/载体	通用名	商品名	持证商	获批时间
寡核苷酸药物	siRNA	英克司兰钠	乐可为	Alnylam Pharmaceuticals Inc	2023.08
	反义寡核苷酸	诺西那生钠	—	Alnylam Pharmaceuticals Inc	2019.02
	反义寡核苷酸	托夫生注射液	凯盛迪	Biogen Ma Inc	2024.09

注：—表示无相关内容。

从上市许可持有人类型和发展历程来看，在 ATMPs 获批时的持证商中小型生物科技公司占多数，且很多小型生物科技公司与高校科研机构有所渊源，产学研联系密切，这与先进治疗药品创新性强的特点密不可分。但 ATMPs 商业化进程中往往存在大型制药公司的身影，小型生物科技公司大多在临床试验阶段就已经通过大规模战略授权合作和授权许可或被 MNC 收购等方式进行市场开发和商业化。

从已获批产品类型来看，已上市 ATMPs 中占比最高的是体外基因修饰细胞药品（以 CAR-T 为主），其次是非基因修饰细胞药品（成体细胞、造血干细胞、间充质细胞）和病毒载体类基因治疗药品（以 AAV 载体为主）。已获批产品的数量占比和获批时间，在某种程度上代表了技术成熟度和发展趋势。

从已获批适应证来看，主要包括二线及以上的恶性肿瘤治疗手段、罕见病。

目前，我国共有三十多个 ATMPs 品种进入研发后期阶段，从治疗领域来看：CAR-T 细胞治疗药品主要针对血液淋巴系统恶性肿瘤；基因治疗药品在遗传性视网膜疾病、血友病等罕见病领域取得突破；间充质细胞治疗药品主要针对膝骨关节炎消化系统疾病、自身免疫性疾病等；溶瘤病毒治疗药品在黑色素瘤、肝癌等实体瘤治疗中展现潜力。如果这些药品能够获批上市，将显著提升我国在 ATMPs 领域的国际竞争力,并为肿瘤、罕见病等重大疾病提供更多突破性治疗选择。

三、创新方向

目前,全球范围内仍存在许多传统疗法无效或无法根治的疾病领域,因此,更具个性化、精准化治疗优势的 ATMPs 药品则有望填补这些未满足的医疗需求。

在肿瘤学领域,细胞治疗药品在多种血液淋巴系统肿瘤方面已经展现出极大的优势,同时个体化细胞疗法和基因编辑技术的发展有助于解决个体间肿瘤异质性差异的问题。

在缺乏长期有效根治手段的遗传性疾病领域(如 β 地中海贫血、血友病等),基因编辑疗法有望实现对单基因疾病根治的临床效果。

在无法逆转神经细胞死亡或促进再生的神经退行性疾病领域(如阿尔茨海默病、帕金森病等),病毒载体类和干细胞疗法等药品有望起到突破血–脑屏障、解决细胞存活率和功能整合等作用。

在心血管疾病领域,采用干细胞或组织工程疗法可对心肌不可逆损伤后再生、血管重建等进行相关研究。

在自身免疫与炎症性疾病领域,正在采用 CAR-T 药物进行对类风湿关节炎、红斑狼疮等对传统免疫抑制剂无响应患者的治疗研究,具有一定控制炎症的作用。

在罕见病治疗领域,ATMPs 产品通过灵活开发路径等方式(如构建模块化技术平台),有望实现精准治疗和通用治疗"两条腿"走路的效果。

四、社会价值

先进治疗药物的社会价值在于以突破性技术重塑医疗可及性与社会公平性。其核心价值体现在以下方面。

1. 治疗范式革新：从长期管理迈向一次性治愈

基因与细胞治疗（如 CAR-T、基因编辑药物）通过单次或短期治疗实现终身获益，终结传统慢性病终身用药模式，从根本上改变疾病管理路径。

2. 制度性普惠

医保创新支付：2025 年国家医保局取消 74 种靶向药使用限制，将先进治疗药物报销比例提升至 95%，预计覆盖超 200 万患者。

资源下沉落地：县域基因检测能力全覆盖计划（国家卫生健康委员会 2025 目标）消除城乡技术鸿沟，确保精准治疗普惠基层。

绿色通道加速：北京保税区通过"临床急需药械审批通道"引入依氟鸟氨酸等药物，审批周期压缩至 3 个月，快速满足临床急需。

3. 社会经济增益：降本与创新双循环

直接效益：血友病年出血率下降 70%，手术需求锐减；SMA 患者终身护理成本降低约 200 万元 / 人。

产业联动：国产 AAV 载体剂量降低 75%，推动先进治疗药物国产替代率在 2025 年达 40%，促进行业可持续发展。

4. 人文价值跃迁：从生存保障到发展赋能

个体解放：血友病患者术后就业率提升 52%（中国罕见病联盟 2023），实现社会角色重建。

群体预防：全国 2800 万 SMA 携带者筛查计划将防治关口前移，筛查阳性率控制在 0.4‰（北京协和数据），显著降低出生缺陷。

我国实践表明，通过医保改革、技术降本与资源下沉的系统整合，先进治疗药品正从"高端特药"转化为普惠公共品，成为推动医疗公平与社会进步的关键力量。

第二章

监管体系与政策

第一节 国际主要监管机构相关政策

一、美国 FDA

FDA 在法规层面对该类产品拟定了以下三种名称。

1. 人体细胞组织产品

人体细胞组织产品（human cells, tissues, or cellular or tissue-based products, HCT/Ps）按照体外操作程度和使用情形进行风险评估分为两类：PHS 361 产品和 PHS 351 产品。PHS 361 产品只需要在 FDA 对其机构和产品进行登记，不需要申报上市；由于 PHS 351 产品风险高，除需进行机构和产品登记外，还需向 FDA 提交新药临床试验申请和生物制品上市许可申请（biologics license application, BLA）。《联邦法规汇编》（Code of Federal Regulations）第 21 章第 1271 部分是细胞治疗产品审批主要的参考法规，该法规明确 HCT/Ps 是指含有人体细胞或组织，或者由人体细胞或组织构成，并用于植入、移植、输注或转移至人类受者体内的物质。

2. 再生医学产品

《21 世纪治愈法案》（21st Century Cures）Sec.3033 定义，再生医学产品（regenerative medicine therapy，RMT）包括细胞产品、组织工程产品、组合产品和部分基因修饰细胞产品。

3. 细胞基因治疗产品

FDA 于 1993 年发布了《联邦公报》（Federal Register），显示细胞基因治疗产品（cell and gene therapy，CGT）可分为体细胞治疗产品、基因治疗产品、用于生产体细胞治疗产品的辅助产品、组合产品。

FDA 生物制品审评与研究中心（Center for Biologics Evaluation and Research，CBER）下辖的治疗性产品办公室（Office of Therapeutic Products，OTP）负责细胞基因治疗产品的审评审批。OTP 由 6 个办公室组成，包括 3 个药学（Chemistry Manufacturing Control，CMC）审评办公室和其他 3 个审评办公室，分别为：基因治疗 CMC 办公室、细胞治疗和人体组织 CMC 办公室、血浆蛋白治疗学 CMC 办公室、临床评估办公室、药理毒理学办公室、审评管理办公室。OTP 拥有 300 余名审评专家。

《21 世纪治愈法案》明确，在 IND 申报时或 Ⅱ 期临床试验完成前可申请再生医学先进疗法（regenerative medicine advanced therapy，RMAT）认定，认定后将带来快速通道、突破性疗法的所有优惠政策，包括与 FDA 开展早期沟通交流、加速批准等。

二、欧洲 EMA

欧盟 ATMP 整体监管体系由法律、法规、法令、指南 4 级框架构成，其中法规（EC）No.1394/2007《先进治疗技术医学产品法规》为针对 ATMP 的专门法规，明确了 ATMP 的定义及其监管和上市程序的总体框架：ATMP 的上市许可由 EMA 进行集中审评审批，由 EMA/EU 集中授权，批准在所有欧盟成员国上市；各成员国可依据"医疗豁免"条款及各国和地区医疗法规批准 ATMP 在医疗机构内部使用。指令 2001/83/EC 及法规（EC）No.1394/2007 对 ATMP 的分类及定义作了法规层面的界定和释义，将 ATMP 总体划分为以下 4 类。

1. 细胞治疗产品

细胞治疗产品（somatic cell therapy medicinal product，SCTMP）包含或由细胞或组织组成，经过实质操作使其与预期临床用途相关的生物学特性、生理功能或结构特性被改变或使其在受体和供体中表现不同的基本功能，通过细胞或组织的药理学、免疫学或代谢作用，具有用于人体的特性，用于预防、治疗或诊断疾病。

2. 基因治疗产品

基因治疗产品（gene therapy medicinal product，GTMP）的活性组分包含或由重组核酸组成，用于人体以调节、修复、替换、增加或删减一段基因序列。其治疗、预防或诊断作用与之所含的重组核酸序列或该序列的基因表达产物直接相关。GTMP 不包括抗感染性疾病的疫苗。

3. 组织工程产品

组织工程产品（tissue engineered product，TEP）包含或由人类或动物来源的工程细胞或组织组成，可用于再生、修复或替换人的组织。工程细胞或组织经过实质性操作使其与预期用途相关的生物学特性、生理功能或结构特性被改变或使其在供者和受体中表现不同的基本功能。包括含有或由活性/非活性的细胞或组织组成的产品。含有或完全由非活性细胞或组织组成的且不通过药理、免疫学或代谢作用发挥效用的产品除外。

4. 组合产品

组合产品（combined advanced therapy medicinal product，cATMP）包含一种或多种医疗器械或活性可植入性医疗器械（如生物材料、支架、基质等）作为药物的组成部分。其细胞或组织部分必须包含活的细胞或组织，或者包含非活性细胞或组织，但其相对于器械部分发挥对人体的主要功能。

EMA 负责欧盟 ATMP 药物的集中程序审评。EMA 为 ATMP 的审评专门设立了先进疗法委员会（Committee for Advanced Therapies，CAT），主要负责 ATMP 的质量、安全性及有效性技术审评、分类界定、相关科学支持等。CAT 为多学科委员会，由 60 余名审评专家组成，人员包括主席/副主席、人用药品委员会（Committee for Medicinal Products for Human Use，CHMP）委员、欧盟委员会代表、欧盟各成员国代表、欧盟理事会患者组织代表及临床医生代表。CAT 审评后交由 CHMP 做出批准上市许可的推荐。

三、日本 PMDA

在法律法规层面，《医药品、医疗器械等品质、功效及安全性保证等有关法律》（通常称《药品和医疗器械法》，PMD Act）中对"再生医学产品"的定义如下：①人类或动物细胞经培养或其他处理后获得的产品，可用于人类或动物医疗保健，其功能包括对人类或动物身体进行结构或功能的重建、修复，治疗、预防人体或动物的疾病；②可导入人类或动物细胞，并含有可在其体内表达的基因，以达到治疗人类或动物疾病的目的。在《PMD Act 内阁条例》中规定了以下 3 类产品为再生医学产品。

（1）加工的人类细胞产品，如诱导多能干细胞衍生的产品、人胚干细胞衍生的产品或体细胞产品。

（2）加工的动物细胞产品。

（3）基因治疗产品。

再生医学产品最终上市许可的批准和许可证的颁发由日本厚生劳动省（Ministry of Health，Labour and Welfare，MHLW）负责，生产和上市申请的审评由独立行政法人 PMDA 下辖的细胞与组织产品办公室（Office of Cellular and Tissue-based Products，OCTP）负责，核查由 PMDA 下辖的生产质量和合规性办公室负责，检验由日本国立医药品食品卫生研究所的细胞治疗产品部负责。PMDA 医疗器械审查部门的再生医疗制品审查组、生物源器械办公室负责再生医学药械组合产品审查。

在日本首先或同时进行申请的创新再生医学产品，如基于非临床研究和早期临床试验的结果预期显著有效，可获得 SAKIGAKE（加速认定）认定，认定后将带来优先咨询、优先审查等优惠政策，结合附条件和有时间限制的批准途径，可快速推进再生医学产品进入市场。

四、世界卫生组织

世界卫生组织（WHO）于 2020 年发布相关技术文件，阐述了细胞治疗产品的国际非专利药名的制定考虑。2023 年 WHO 发布技术文件，明确 ATMP 是指任何经复杂体外操作和（或）进行非同源使用的细胞、基因治疗产品或组织工程产品。ATMP 通常采用体细胞或组织经基因修饰和（或）体外操作制备，产品种类包括核酸、病毒载体和非病毒载体、重组细菌细胞和重组溶瘤病毒等。异种来源细胞或组织属于 ATMP 范畴，但考虑其复杂性不纳入文件讨论范围内。该文件明确将 ATMP 分为细胞治疗产品、基因治疗产品、组织工程产品和组合产品，并在名词解释部分明确了各类产品的释义。

1. 细胞治疗产品

细胞治疗产品（cell therapy product）是由人体有核细胞组成的细胞产品，用于体内细胞替换和组织重建，和（或）通过调节该细胞的药理、免疫和代谢状态进而治疗或预防人体疾病的产品。

2. 基因治疗产品

基因治疗产品（gene therapy product）是含有核酸（质粒、mRNA 或 DNA）的药品，通过调节、修复、替换、增加或删除特定基因序列发挥预期治疗效果，基因治疗产品包括非病毒载体、病毒载体和基因修饰细胞，也包括非重组溶瘤病毒产品。

3. 组织工程产品

组织工程产品（tissue engineered product）是经过体外复杂操作和（或）非同源使用的由人体有核细胞组成的药品，用于组织修复、替换、重建或再生。

4. 组合产品

组合产品（combined ATMPs）由医疗器械、支架、基质等各部分组成一个整体给药，其中器械或支持性结构有助于整体产品发挥治疗作用。

各国家和地区均在持续加大研发投入及政策支持，以期推动更多的 ATMPs 上市，同时催生不断突破的新兴技术用于 ATMPs 的开发。放眼国际，美国陆续发布《国家生物技术和生物制造法案》《美国生物技术与制造目标》，将细胞和基因治疗产品提升至国家生物制造战略高度。欧盟委员会（European Commission，EC）2020 年底发布《欧洲药品战略》，并致力于推动欧洲药品立法改革，预期将显著影响未来先进治疗领域的市场格局。

第二节　中国监管体系

中国对先进治疗产品建立了多层次、系统化的监管框架，形成了中央与地方协同、药品与医疗技术双轨并行的管理体系。这一框架既借鉴了国际先进经验，又充分考虑了国内产业发展阶段和医疗体系特点，体现出"放管结合"的监管智慧。一方面按照医疗技术管理，向国家卫生健康委员会进行备案管理；另一方面按照药品管理，向国家药品监督管理局（NMPA）按照治疗用生物制品申报，审评审批通过后可以上市。

在国家层面，先进治疗产品的监管主要涉及三个系统：药品监督管理系统、卫生健康系统和科技伦理管理系统。国家药品监督管理局（NMPA）及其下属的药品审评中心（CDE）承担着先进治疗产品作为药品的审评、审批职责，按照 2020 年修订的《药品注册管理办法》，先进治疗药品多数按照治疗用生物制品类别进行管理，申请人需要提交 IND 和 NDA 申请，经过 CDE 严格的药学、非临床和临床等的技术审评，然后提交国家药品监督管理局的审批，审评审批通过后才能按照药品批准上市。2025年6月，CDE发布《先进治疗药品的范围、归类和释义（征求意见稿）》，首次在药品监管层面明确了ATMPs的范围和分类标准，将细胞基因治疗产品正式纳入这一创新类别进行管理。

一、卫生健康系统

通过国家卫生健康委员会（NHC）及其下属机构对ATMPs技术的临床应用进行规范。对于尚未按药品申报的ATMPs技术，仍可按照《医疗技术临床应用管理办法》进行备案管理。这种双轨并行的模式既为早期探索性研究提供了空间，又引导成熟产品向规范化药品方向发展。2024年9月，商务部、国家卫生健康委、国家药监局联合发布《关于在医疗领域开展扩大开放试点工作的通知》，首次允许在北京、上海、广东自贸区及海南自贸港的外商投资企业有条件地从事人体干细胞与基因治疗技术开发和应用，相关产品经国家药品监督管理局注册后可全国销售。

二、科技伦理监管系统

随着2021年《民法典》将基因编辑等生物医学研究纳入民事立法，以及2023年《科技伦理审查办法》的实施，中国初步建立了覆盖ATMPs全生命周期的伦理审查体系。特别是对于涉及基因编辑、胚胎操作等敏感技术，实行"负面清单"管理和分级审查制度，确保技术创新不违背伦理底线。

在风险控制方面，中国建立了覆盖ATMPs产品全生命周期的安全监测体系。对于按药品管理的ATMPs，要求申请人制定详细的风险管理计划（RMP），包括上市后安全性研究、长期随访安排等。国务院办公厅在 2025 年《关于全面深化药品医疗器械监管改革促进高质量发展的意见》中特别强调要"完善药品不良反应和医疗器械不良事件监测平台，提升风险预警与应急处理能力"。对于按医疗技术管理的 ATMPs 产品，则通过医疗机构不良事件报告系统和定期评估机制进行监控。

随着监管科学的发展，中国还积极探索适用于 ATMPs 的新型评价方法。国家药品监督管理局于 2019 年启动"中国药品监管科学行动计划"，将细胞和基因治疗产品评价方法研究作为重点课题，推动建立基于基因测序、单细胞分析等新技术的质量控制标准。这些创新工具的应用，使监管决策更加科学、精准。

中国的 ATMPs 监管框架呈现出动态演进的特征，既保持了对创新技术的包容审慎，又通过制度创新解决产业发展中的瓶颈问题。随着《"十四五"医药工业发展规划》的实施，这一框架还将进一步优化，为 ATMPs 的安全有效开发和可及性提供更加有力的制度保障。

三、药品监督管理系统

对于按照药品管理的 ATMPs，目前按照药品的程序和要求进行申报临床研究（IND）、上市申请（NDA）以及变更管理，并加强上市后的监管。

先进治疗药品可按照创新药相关的加快上市注册制度，用以支持以临床价值为导向的药物创新（表 13）。在临床试验期间，对于符合条件的药品，申请人可向 CDE 申请突破性治疗药物程序和附条件批准程序。纳入突破性治疗药物程序和符合附条件批准的药品，以及其他临床急需短缺药品等在药品上市许可申请前可与 CDE 进行沟通交流，经确认后在提出药品上市许可申请的同时提出优先审评审批申请。

目前，我国已上市的 6 款先进治疗药品均获得优先审评审批程序（表 14）。对纳入优先审评审批程序的药品上市许可申请，审评时限为 130 个工作日，其中临床急需的境外已上市境内未上市的罕见病药品审评时限为 70 个工作日。对纳入优先审评审批程序的药品上市许可申请，需要进行核查、检验和核准通用名称的，药品核查中心、药品检验机构和国家药典委员会应优先进行核查、检验和核准通用名称。2024 年 11 月，CDE 对创新药以及经沟通交流确认可纳入优先审评审批程序和附条件批准程序的品种上市许可申请提供受理靠前服务，以解决在上市许可申请受理环节设计的法规政策、申报程序以及证明性文件等问题，不包括技术审评相关问题。

表 13　CDE 先进治疗药品的加快审评审批途径

	突破性治疗药物	附条件批准	优先审评审批
要求	用于防治严重危及生命或者严重影响生存质量的疾病且尚无有效防治手段或者与现有治疗手段相比有足够证据表明具有明显临床优势的创新药或者改良型新药等	治疗严重危及生命且尚无有效治疗手段的疾病以及公共卫生方面急需的药品，药物临床试验已有数据显示疗效并能预测其临床价值的；应对重大突发卫生事件急需的疫苗或者国家卫生健康委员会认定急需的其他疫苗，经评估获益大于风险的	（1）临床急需的短缺药品、防治重大传染病和罕见病等疾病的创新药和改良型新药 （2）符合儿童生理特征的儿童用药品新品种、剂型和规格 （3）疾病预防、控制急需的疫苗和创新疫苗 （4）纳入突破性治疗药物程序的药品 （5）符合附条件批准的药品 （6）国家药品监督管理局规定其他优先审评审批的情形
提交时间	Ⅰ、Ⅱ期临床试验阶段，通常不晚于Ⅲ期临床试验开展前提交	提出药品上市许可申请的同时提交	提出药品上市许可申请的同时提交
CDE 响应	45 个工作日	未明确	5 个工作日
优势	优先配置资源进行沟通交流，加强指导并促进药物研发	对于符合附条件批准情形的药品，可基于替代终点、中间临床终点或早期临床试验数据而附条件批准上市	对纳入优先审评审批程序的药品上市许可申请，审评时限为 130 日，其中临床急需的境外已上市境内未上市的罕见病药品审评时限为 70 日。优先进行注册检验、核查、通用名核准等

	突破性治疗药物	附条件批准	优先审评审批
其他考虑	若不再符合资格标准,将终止突破性治疗药物程序	应明确该药品为"附条件批准";附条件批准上市的药品,药品上市许可持有人应当在药品上市后采取相应的风险管理措施,并在规定期限内按照要求完成药物临床试验等相关研究,以补充申请方式申报	技术审评过程中,发现纳入优先审评审批程序的品种申报材料不能满足优先审评审批条件的,药审中心将终止该品种的优先审评,按正常审评程序审评,并对审评时限予以调整

表 14 我国已上市先进治疗药品的加快上市注册情况

商品名	通用名	突破性治疗药物	附条件批准	优先审评审批
奕凯达	阿基仑赛注射液	—	—	√
倍诺达	瑞基奥仑赛注射液	—	√	√
福可苏	伊基奥仑赛注射液	√	√	√
赛恺泽	泽沃基奥仑赛注射液	√	√	√
源瑞达	纳基奥仑赛注射液	√	√	√
卡卫获	西达基奥仑赛注射液	√	√	√
睿铂生	艾米迈托赛注射液	—	√	√
信玖凝	波哌达可基注射液	√	—	√

技术要求:NMPA 已制定发布 ATMP 技术指南 27 项(附录一),其他可以适用的通用型指南约 100 余项,覆盖药学、非临床和临床研究领域,产品类型包括免疫细胞治疗、体内基因治疗、基因修饰细胞、人源干细胞、溶瘤病毒等。

第三节 优化审评审批机制

先进治疗药品具有物质基础特殊、作用机制和生产技术新颖、产品种类多、差异大等特点。一方面,基于其前沿的治疗机制显示出针对病因治疗、突破性疗效和长期缓解等显著临床优势，为疑难重大疾病带来新的治疗希望，解决严重危及生命或严重影响生存质量疾病的临床需求；另一方面也存在潜在风险尚未探明等情况，通常首先在经现有治疗充分治疗失败后、再无有效治疗手段的受试者中开展首次临床试验。目前此类药物中基于基因编辑细胞的 CAR-T 药物和基于基因编辑的干细胞药物和病毒载体类药物，已分别在血液淋巴系统恶性肿瘤和遗传性罕见病等严重威胁生命健康的疾病治疗中取得突破性进展，也逐步在免疫系统疾病、心脑血管、呼吸和代谢类慢性疾病、老龄化退行性疾病治疗以及儿童用药研发中显现出较大潜力。

由于这类药物临床使用的优势，特别是对于严重威胁生命健康的疾病治疗中的良好价值，世界主要监管机构对这类药物实施加快审评审批。

一、国际主要监管机构

1. 美国 FDA

FDA 主要依据法案《公共卫生服务法》（Public Health Service Act，PHSA）第 351 部分，以及法规《美国联邦法规汇编》（Code of Federal Regulations，CFR）第 21 部分的 312 号、314 号（分别针对 IND、NDA 申请的规定）、600~800 号（针对生物制品的规定）和 1271 号（人体细胞和组织产品的管理规定）对先进治疗药品进行监管。

在 1988 年发布的 21 CFR Part 312（E 子部分）中明确了用于治疗危及生命和严重致残性疾病药物的加快研发、评估和上市的程序。该法规要求尽早注意有潜力治疗此类疾病的药物，包括尽早与 FDA

就此类产品进行沟通交流。这些程序反映了 FDA 对加快治疗严重疾病药物研发的重视，尤其是在没有其他有效疗法的情况下，先进治疗药品往往符合该情况。在随后的几年中，《FD & C 法案》进行了数次修订，新增了几个用于加快产品研发和审查的新程序，包括快速通道指定、加速批准和突破性疗法指定。

2016 年 12 月，美国国会修订了《FD & C 法案》（美国法典第 21 条第 506 节）通过增加新的第 506（g）节，专门针对加速研发和审查某些称为 RMAT 的再生医学疗法。根据该法案内容，以及《21 世纪治愈法案》（Cures Act）第 3033 条补充的建议，FDA 制定了《用于严重疾病的再生医学疗法的加速程序的指导原则》（《Expedited Programs for Regenerative Medicine Therapies for Serious Conditions-Guidance for Industry》）。该程序性指导原则中明确了治疗严重疾病的 RMT（regenerative medicine therapy）可以适用治疗严重疾病的常规药物的 4 项加速程序（快速通道、突破性治疗、优先审评、加速批准），此外，针对治疗严重疾病的先进的 RMT 还设置了一个 RMAT（regenerative medicine-advanced therapy）资格认定的加速程序。RMAT 资格认定不仅需产品符合 RMT 定义，而且还需满足治疗严重疾病，具有解决未满足的临床需求的潜力等要求。通过该资格认定的产品可享有快速通道和突破性疗法认定产品的所有政策支持，而不需达到突破性疗法认定的一般要求（RMAT 不需有证据表明该药物可能比现有疗法有实质性改善）。

2. 欧盟 EMA

EMA 对 ATMPs 生命周期中的研究与研发阶段、营销售权阶段、授权后均有相应的支持和监管。2017 年 10 月，欧盟委员会和 EMA 发布了关于 ATMPs 的联合行动计划，旨在简化程序并更好地满足

ATMPs 研发企业的具体要求。2018 年 2 月，作为联合行动计划的一部分，EMA 发布了关于 ATMPs 审评的程序建议的更新《针对 ATMPs 审评的程序建议》指导原则，明确经先进疗法委员会（Committee for Advanced Therapies，CAT）认定的 ATMPs 进入欧盟集中审批程序，当符合相应要求时，可适用现行的加速审评程序。

欧盟现行的加速审评程序（不限定产品类别）包括：优先药物计划（priority medicines，PRIME）、加速审评（accelerated assessment，AA）、附条件上市许可（conditional marketing authorization，CMA）、适应性审评（adaptive pathways，AP）等。

当 ATMPs 适用加速审评（AA）程序（对应我国的"优先审评审批程序"和美国的"优先审评程序"）时，其集中审评的时限与其他常规产品一致，均由 210 天缩短为 150 天，但是程序节点和程序安排有所不同。具体如下。

（1）常规产品的标准审评程序，时间框架为 120+60+30 天的评估。申请人可收到 2 次审评问询，分别是第 120 天的问题清单（list of questions，D120 LoQ）以及第 180 天的特别关注问题清单（list of outstanding issues，D180 LoOI），申请人回复期间，审评计时暂停 3~6 个月，并且可在 CAT 首次意见和 CHMP 出具最后意见之前各进行一次口头解释（oral explanation，OE）。CHMP 在第 210 天形成正式意见。

（2）常规产品的加速审评程序，时间框架为 90+30+30 天的评估。申请人也可收到 2 次审评问询，分别是 D90 和 D120，其中第一次审评问询默认暂停计时 1 个月，第二次审评问询时不暂停计时但需要申请人书面回复。在两次审评问询阶段，申请人都可对问题进行口头解释。CHMP 在第 150 天形成正式意见。

（3）ATMP 的标准审评程序，时间框架为 120+60+30 天的评估。申请人可在 D80 收到 EMA 发出的 CAT 的初审意见草案，不要求回复。申请人将收到 2 个正式审评问询，分别是第 114 天的"D120 LoQ"和第 174 天的"Day180 LoOI"（非必须）。两次申请人回复期间，审评计时均暂停。在申请人准备回复期间，可向 CAT 申请要求延长暂停时间以更好的准备答复。CHMP 在第 210 天形成正式意见。

（4）ATMP 的加速审评程序，时间框架为 120+30 天的评估。前 120 天的时间与标准审评程度相似，为第一阶段的审评。D120 LoQ 发给申请人后，计时暂停。CHMP 在第 150 天形成正式意见。

二、中国 NMPA

基于 ATMP 在适应证类型、临床优势方面的特点，一部分 ATMP 能够符合目前药品管理法、药品注册管理办法中明确的加快上市注册机制，进入加快审评审批通道。

1. 我国现有的加快审评审批机制

2019 年 12 月起施行的《中华人民共和国药品管理法》中，明确提出鼓励药品研发，加快审评审批的机制。从法律层面为鼓励具有临床价值，具有新的治疗机制的先进治疗药品研发和加快审评审批提供支持和依据。

国家支持以临床价值为导向、对人类疾病具有明确或者特殊疗效的药物创新，鼓励具有新的治疗机制、治疗严重危及生命的疾病或者罕见病、对人体具有多靶向系统性调节干预功能等的新药研制，推动药物开发技术进步。对于治疗严重危及生命且尚无有效治疗手段的疾病以及公共卫生方面急需的药品，药物临床试验已有数据显示疗效并能预测其临床价值的，可以附条件批准；对于临床急需的短缺药品、防治重大传染病和罕见病等疾病的新药予以优先审评审批。

《药品注册管理办法》及其配套文件进一步明确和细化了四条加快上市注册程序，根据申请或适用阶段划分，从临床试验期间到上市审评审批阶段，依次分别设置了各阶段可适用的加速程序，包括：突破性治疗药物程序、附条件批准程序、优先审评审批程序及特别审批程序。国家药品监督管理局发布并施行的《突破性治疗药物审评工作程序（试行）》《药品附条件批准上市申请审评审批工作程序（试行）》《药品上市许可优先审评审批工作程序（试行）》，对加快上市注册程序详细的适用范围、条件，具体的工作程序和工作要求做出明确规定。

2. 优化先进治疗药品审评审批机制的工作

国外主要监管机构制定了针对先进治疗药品的加速审评审批程序，有效推动了研发上市。面对当前形势，尽快优化我国先进治疗药品审评审批机制具有一定的必要性和紧迫性。为把握发展机遇、争取生物医药战略高地，药审中心开展了关于优化此类机制的研究和建议工作，期望通过机制优化，给予申请人更多实质性的鼓励和优惠政策，推动相关产业快速发展。

（1）加强沟通交流的管理：为 ATMPs 提供早期且频繁的沟通交流渠道是国外主要监管机构如，FDA 和 EMA 加快审评审批的重要举措。ATMPs 公司大多是高新技术初创企业，缺乏药物开发和注册经验，为 ATMPs 的申请人提供高效便捷的沟通交流通道是促进加快审评审批的重要机制。目前，药审中心正着手研究提出优化 ATMPs 审评审批机制的整体方案。前期，拟制定针对此类产品沟通交流申请和管理的工作细则，作为探索性开展优化审评审批机制的第一步。工作细则拟基于临床需求、先进治疗药品独特临床优势以及产品成药潜力等多方面因素，初步考虑将符合已纳入突破性治疗药物程序的

ATMPs；针对基因突变 / 缺陷等导致的相关疾病，可对病因进行治疗的基因治疗产品；完成探索性临床试验后，申请关键性 / 确证性临床试验启动前、关键性 / 确证性临床试验期间，以及新药上市许可申请前沟通交流会议的 ATMPs 等任一情形的 ATMPs 纳入该工作程序并适用 I 类沟通交流会议，加强 ATMPs 沟通交流管理，提高沟通交流效率。

（2）缩短 IND 的审评审批时限：国家药品监督管理局目前在创新药临床试验审评审批阶段着手制定新程序，很大一部分的 ATMPs可适用该程序。在发布的《关于优化创新药临床试验审评审批有关事项的公告（征求意见稿）》中提出：对符合要求的 1 类创新药临床试验申请，将审评审批时限由常规的 60 个工作日缩短为 30 个工作日，进一步加快创新药注册审评审批进程。申请纳入 30 日通道的 1 类创新药临床试验申请需满足以下条件之一：国家支持的重点创新药；入选儿童药星光计划、罕见病关爱计划的品种；全球同步研发品种。该程序可进一步完善我国药品加快审评审批机制，有效促进 ATMPs 等创新药的研发。

同时，可进一步借鉴优化创新药临床试验审评审批工作的经验，采取更多措施，例如：缩短此类药品上市申请和补充申请的审评时限，以激发产业研发和创新活力，推动产业发展。

第三章

案例分析与最佳实践

ATMPs 在重大疾病领域展现出巨大潜力，但其高度复杂的特性和新颖的作用机制也为技术审评和产业化带来前所未有的挑战。近年来，全球范围内多个 ATMP 药品的成功获批上市，截至 2025 年 7 月 31 日，我国已批准 7 个 CAR-T 药品、1 个 AAV 药品、1 个间充质细胞药品上市。这些成果不仅标志着技术的突破，更为行业提供了研发与审评策略的宝贵案例。

深入分析这些案例可知，创新药物的高效研发与成功上市，一方面极大依赖于研发机构与监管机构之间持续、深入且高效的沟通机制。通过早期沟通、科学建议和关键阶段的多轮互动，能够及时明确研发路径、规避潜在风险、确保试验设计符合监管要求，从而显著提升研发效率，避免资源浪费。另一方面，基于清晰的前瞻性技术要求开展系统、规范的研究，是保障 ATMPs 成功上市的科学基石。这包括对药学研究（CMC）质量的高度把控、非临床研究证据链的完整性，以及临床研究中获益 - 风险的充分论证。只有以科学问题为导向，严格遵循监管指南和技术要求，生成高质量、可评价的数据包，才能最终赢得监管信任，提高上市申请的成功率。

本案例分析以已在我国上市的 ATMPs 为例，通过对其上市的技术审评和注册策略进行梳理，分别从药学、药理毒理和临床专业进行全面的梳理和总结，为后续药物研发者提供科学参考和实践借鉴，共同促进我国先进治疗药物领域的高质量、规范化发展。

案例 1 CAR-T 细胞药品

CAR-T 细胞治疗药品作为一种高度个体化的活细胞疗法，其核心特点在于通过基因工程技术改造患者自体或异体 T 细胞，使其表达特异性识别肿瘤抗原的嵌合抗原受体（CAR），从而精准靶向并清除恶性细胞。该类药品具有高度的生物复杂性和动态性，其疗效可能与细胞产品的表型特征、增殖潜能及体内持久性密切相关。此外，CAR-T 细胞治疗通常伴随独特的毒性风险（如细胞因子释放综合征和神经毒性），且生产过程中涉及多种生物源性材料（如病毒载体、激活试剂）和多重工艺步骤，进一步增加了其研发和监管的难度。

一、药学研究与评价考虑

临床试验阶段，依据药审中心 2022 年发布的《免疫细胞治疗产品药学研究与评价技术指导原则（试行）》，CMC（化学、制造与控制）研究需聚焦于临床试验批次工艺稳健性与产品质量特性的研究，确保临床试验批次的质量不劣于非临床毒理研究批次。临床试验申报时的关键考量包括建立适用于临床试验样品生产的细胞采集、转导、扩增及冻存工艺，确保临床试验样品在符合 GMP 的条件下生产，并初步制定原材料（如病毒载体、细胞因子）的质量标准。此阶段需确保产品安全性相关质量属性（如无菌、支原体、内毒素和复制型病毒的控制）及杂质相关质量属性等控制在一定范围内（如残留肿瘤细胞等），同时通过有限批次数据初步定义关键质量属性（CQAs），以支持早期临床试验的安全性及可行性验证。该类产品临床试验期间的工艺变更可能较为频繁，但需通过规范的可比性研究评估其对产品特性的影响，相关考虑可参考药审中心 2023 年发布的《自体 CAR-T 细胞治疗产品药学变更研究的问题与解答》。

申报上市阶段，CMC 研究需全面贯穿工艺验证、质量控制体系建立及规模化生产。此阶段要求建立完善的、可商业化的生产工艺，并完成工艺性能确认（PPQ），证明批次间一致性及工艺稳健性。完善生产质量管理体系，对生产用设施/设备进行确认、对产品检测方法学进行转移和验证、对临床样品生产过程中发生的变更及偏差进行风险评估等；通过对临床批次生产过程的质量管理建立生产用原辅材料、生产过程控制和成品放行等关键质量控制体系。自体细胞产品需要建立从医院单采血样开始的医院端采血管理、冷链运输管理、血样接收确认、生产全程质量控制、最终成品的放行，直至液氮低温运输返回患者所在医院，以及终产品回输的全链条质量管理体系。研究时需要关注从原材料至成品的全流程质量管理，包括病毒载体安全性（如复制型病毒）和生物学活性、细胞产品活率和纯度、生物学活性（如体外细胞杀伤活性）及稳定性（冻存及运输条件）的标准等。此外，需结合确证性临床试验批次的分析数据，最大程度明确关键质量属性与临床疗效/安全性的相关性，并制定详细的产品规格、放行标准及生命周期管理策略。稳定性和包材研究方面，需提供完整的稳定性研究数据以支持产品的有效期，提交完整的包材相容性研究数据以支持包装系统的使用。

二、非临床评价研究与评价考虑

依据药审中心 2021 年发布的《基因修饰细胞治疗产品非临床研究技术指导原则（试行）》，对 CAR-T 细胞药品的非临床药效学、药代动力学、安全性研究资料进行审评，以评价安全性及有效性。重点关注概念验证、体内组织分布 / 细胞命运、脱靶毒性、致癌性 / 致瘤性。

在概念验证方面，基于所选择靶点与适应证的相关性、体内外试验信息来综合考虑 CAR-T 细胞对靶细胞的杀伤作用。组织分布 / 细胞命运研究重点关注在荷载靶点阳性细胞的动物模型体内，CAR-T 细胞的分布、增殖、存续等特征。

安全性评价方面，由于该类药品非临床安全性评价缺乏直接相关的非临床动物模型，现有非临床评价方法和手段难以充分识别和评价其安全性风险，非临床研究重点关注脱靶毒性、致癌性 / 成瘤性。脱靶毒性评价基于多层次数据进行综合评价，例如：靶点在人体的表达 / 分布 / 生物学功能信息、CAR 的脱靶结合位点分析、毒理学试验数据、分布特征等。致癌性 / 成瘤性评价考虑因素包括：工艺中采用的基因组修饰方法（如慢病毒载体转染、逆转录病毒载体转染、CRISPR/Cas9 基因编辑等）对基因组结构的影响、体内外试验中细胞增殖 / 成瘤性信息等。上述资料通常需在临床试验申请前完成并提供用于支持临床试验申请，在临床试验期间需继续关注成瘤性 / 致癌性，包括积累更多批次样品的整合病毒插入突变分析数据或基因组脱靶编辑分析数据、开展临床拟用途径的体内致瘤 / 致癌性试验等；另外，临床试验期间需根据临床试验进程，考虑开展支持相应给药周期的更长周期毒性试验。

三、临床研究与评价考虑

目前，经体外基因修饰的 CAR-T 细胞产品研发进展迅速，国内外已有多款产品上市，适应证均为血液淋巴系统恶性肿瘤，同时，针对恶性实体瘤、自身免疫性疾病等其他适应证的临床研究也在不断取得突破。

一般来说，在 CAR-T 细胞治疗药品临床试验设计时需综合考虑药物自身特点（如 CAR 的设计、基因修饰采用的慢病毒工具、同时修饰表达/抑制其他基因等对作用机制和产品安全性、有效性的影响）、适应证的临床需求和临床特点（如恶性肿瘤患者和自身免疫性疾病患者的临床需求和临床症状有较大区别），科学选择研究人群，制定合理的剂量探索方案、安全性和有效性评价指标及其随访计划、风险管理计划等。

1. 研究人群

CAR-T 细胞治疗药品具有制备过程复杂、作用机制新颖高效，产品活细胞在体内增殖、存续等特征，与其他传统药品相比，仍处于发展的较早阶段，已上市产品较少，临床有效性和安全性数据正在不断积累当中。在 CAR-T 细胞治疗药品研究人群的选择时，通常会考虑对治疗风险接受程度较高或者其病情更能支持承担风险合理性的人群，如目前已上市治疗血液淋巴系统恶性肿瘤的 CAR-T 细胞治疗药品首先在经充分标准治疗失败且缺乏有效治疗手段的复发/难治性患者中开展临床试验。针对儿童/青少年人群的 CAR-T 细胞治疗药品，通常在临床试验开始前，获得成人受试者的初步安全性和耐受性数据。同时，由于对起始细胞质量（例如：自体来源的免疫细胞治疗药品，病情过于严重的受试者可能存在无法采集到合格的制备原材料、无法制备出符合标准的细胞产品的情况）、制备时间等待，以及对合并用药等操作的要求，病情进展迅速和病情严重的受试者可能不是最佳的受试人群，需在临床试验设计时充分考虑产品对研究人群的获益－风险评估。

2. 试验设计

目前，CAR-T 细胞治疗药品在经充分标准治疗失败且缺乏有效治疗手段的复发／难治性患者中开展临床试验时，确证性临床试验大多采用单臂试验，以适应证人群可获得的最佳现有治疗手段的临床疗效作为 CAR-T 细胞产品的外部对照或至少应取得的目标效应；鼓励在末线人群中开展随机对照试验，提高 CAR-T 细胞治疗药品临床试验数据作为支持上市的证据强度。在缺乏有效治疗手段的复发／难治性患者人群中证明其临床获益风险优于现有治疗手段后，可以在更前线患者中开展临床试验。更前线患者通常有临床疗效明确的标准治疗可供选择，CAR-T 细胞治疗药品在该人群中开展临床试验时，应采用随机对照设计，以证明 CAR-T 细胞治疗药品相对于标准治疗的临床优势。

3. 剂量探索方案

在早期探索性临床试验时，通常通过观察剂量递增时的安全性和有效性数据，初步确定后续试验的给药剂量和方案。与小分子或生物大分子药物相比，CAR-T 细胞治疗药品的非临床研究方法受到多种因素影响，例如动物模型的选择、免疫应答的种属差异等，对人体安全起始剂量的预测可能不如其他药物精确。如果有可用的动物实验或体外数据，或者有同靶点同机制的同类或相关产品的既往临床经验

（即使采用不同给药途径或不同适应证），可能有助于判断起始细胞剂量的风险水平。在选择剂量探索试验每个剂量组的组间剂量增幅以及样本量时，还应考虑非临床研究及类似产品的临床经验中剂量变化对受试者安全性和有效性的影响。在开展除恶性肿瘤外其他适应证的临床试验时，每一剂量水平的受试者数量还应考虑不同适应证人群对风险的可接受程度，或者安全性的评价要求，可能需要通过更大的样本量提供更充分的安全性信息。剂量爬坡时，还需从产品自身设计出发，综合考虑产品特点，科学制定，参考国内外同类产品研发经验，设定科学合理的剂量限制性毒性定义，不要照搬照抄其他品种。

如果是冻存的 CAR-T 细胞治疗药品，由于出厂至输注前还包括细胞复苏、复苏后保存等过程，应明确实际输注剂量以复苏后细胞量计算。

4. 安全性评价

在 CAR-T 细胞治疗药品的临床试验中，通常对受试者的安全性指标进行较全面的收集，对受试者一般身体状况、疾病相关以及产品治疗特征导致的安全性风险如 CRS、ICANS 等，进行较全面的观察和收集数据。一方面是由于目前对 CAR-T 细胞治疗药品安全性数据积累有限，另一方面考虑到现有临床试验主要针对晚期末线恶性肿瘤患者或者复发/难治性自身免疫性疾病，身体状况相对较差。在细胞输注之后，一般要求在临床机构住院观察 2 周，并在接下来的 2 周居住在临床机构附近，以便及时处理出现的不良事件。此外，还需针对潜在的长期安全性风险设置合理的安全性随访计划，例如接受慢病毒载体编辑制备的 CAR-T 细胞产品需关注致瘤性等风险。

5. 有效性评价

鼓励在早期探索性临床试验中充分探索有效性评价指标，为后续试验设计提供依据。有效性指标的选择需体现患者明确的临床获益，并与当前临床实践及指南，例如，在 CAR-T 细胞治疗血液淋巴系统恶性肿瘤末线患者的临床试验中，采用客观缓解率作为反映患者获益的指标，同时在长期随访中收集体现持续缓解的缓解持续时间（DOR）、无进展生存时间（PFS）、总生存时间（OS）等指标的有效性数据。

6. 风险管理计划

CAR-T 细胞治疗可能导致 CRS、ICANS、肿瘤溶解综合征、巨噬细胞活化综合征等不良反应。在 CAR-T 细胞治疗药品临床试验中应持续监测安全性风险，分析重要的已知和潜在的风险信息，包括迟发性不良事件（如致瘤性）的发生率、严重性和危险因素等，并有必要采取措施使风险最小化。在血液淋巴系统恶性肿瘤患者中，CAR-T 细胞治疗及相关预处理导致的血细胞下降等不良反应可能进一步加重患者的感染和出血等风险，甚至产生危及生命的严重不良事件。同时，CAR-T 细胞治疗可能产生的继发肿瘤风险也受到各界高度关注。目前，在我国临床治疗实际中，经广泛收集并分析 CAR-T 细胞治疗后的长期安全性数据，继发性肿瘤与 CAR-T 产品的相关性尚未确定，同时我国临床数据未见相关报道，因此暂不要求在国内上市的 CAR-T 细胞产品说明书中以黑框警告形式提示继发性恶性肿瘤的风险，但是为了进一步监控和管理相关潜在风险，采取以下几项措施：①在说明书中以"重要注意事项"提示"继发性恶性肿瘤"的风险；②持续追踪和收集 CAR-T 细胞临床数据；③在 CAR-T 细胞临床试验中，加强临床试验和使用中的风险控制措施，如回输前后血液样本的留存的检测。2023 年 11 月，FDA 发布了针对接受 B 细胞成熟抗原或 CD19 导向的 CAR-T 细胞治疗的患者可能发生 T 细胞恶性肿瘤和 CAR 阳性淋巴瘤的警告。2024 年 1 月，FDA 向 CAR-T 研发企业发出安全性标签变更通知函，建议对产品实施全类黑框警告，以反映继发性恶性肿瘤风险增加，并于 4 月正式实施。随着数据的不断积累，根据 2025 年最新报道，FDA 目前正在重新评估这些黑框警告的必要性，并可能根据最新数据对警告进行修改或调整，以更精准反映风险与获益平衡，为临床决策提供明确依据。

随着基因编辑技术和基因呈递载体相关研究的不断发展，目前，采用基因编辑技术制备的在体 CAR-T 细胞治疗药品以及异体 CAR-T 细胞治疗药品在持续研发中。这类 CAR-T 细胞治疗药品的制备方法与自体体外基因修饰的 CAR-T 细胞治疗药品在获益风险评价方面有不同的考虑，例如对于基因编辑载体效率和靶向性对受试者安全性和产品有效性的影响、异体 CAR-T 细胞可能的 GVHD 风险和有效性可持续等问题，业界和监管机构将不断积累经验并完善相关技术和评价标准。

案例 2   针对开发急性移植物抗宿主病适应证的脐带来源间充质基质细胞药品

急性移植物抗宿主病（简称 aGVHD）适应证的脐带来源间充质基质细胞药品（未经过体外基因修饰）的核心价值在于通过细胞替代、组织修复或免疫调节等机制治疗传统药物难以应对的疾病（如退行性疾病、组织损伤或免疫紊乱），具有高度的生物学复杂性，功能效力密切依赖于细胞的来源（自体/异体）、类型（成体干细胞、多能干细胞等）、分化状态及体内存活与整合能力，异体细胞药物还需考虑免疫原性和宿主排斥反应风险。此外，这类药物通常具有异质性和动态变化的特性，其关键质量属性（如细胞表型、分化纯度、功能活性）易受制备工艺和体外操作的影响，因此对生产工艺的稳定性和质量控制提出了极高要求。

需要说明的是，"间充质基质细胞"和"间充质干细胞"这两个术语因历史原因存在混用情况。随着研究的进一步深入，国际细胞治疗协会（International Society for Cell & Gene Therapy，ISCT）建议使用"间充质基质细胞"这一词语。如果先进治疗药品拟以"间充质干细胞"进行申报，需要提供研究数据证明其"干性"。

一、药学研究与评价考虑

依据药审中心 2023 年发布的药学相关指导原则，对这类药物的生产用物料、生产工艺、特定鉴定和质量控制、稳定性研究、包装容器密封系统等资料进行审评，以评价其质量可控性。

临床试验阶段，CMC 研究的重点在于建立可支持临床试验开展的生产工艺，提供符合产品质量预期和稳定性需求的临床试验样品，并初步界定产品的关键质量属性。此阶段需明确细胞来源、供者筛查标准、组织采集和接收标准、细胞分离、扩增、收获以及冻存复苏等关键步骤的操作规程，并建立初步的原辅料（如培养基、生长因子）质量控制策略、开展初步的方法学确认、开展初步的临床使用稳定性研究等。安全性是审核该类药物是否支持开展临床试验的核心关注点，必须严格检测微生物安全性（无菌、支原体、内外源病毒）和纯度（如残留杂质），临床批次样品的质量不得劣于非临床批次。制备工艺在此阶段允许进行优化和变更，但需通过药学的可比性研究评估变更对产品特性及安全性的潜在影响，以支持临床研究的连续性。

申报上市阶段，CMC 研究需完成从工艺开发到商业化生产的转化，并建立全面、稳健的质量控制体系。生产用物料方面应明确生产用的起始原材料（供者、组织）和其他原材料，并对原材料进行风险分级和控制策略制定。尤其对于人源 / 动物源性原材料，基于对供应商筛选审核的情况，应合理拟定内控策略，包括无菌、内毒素、种属特异性病毒等项目，以确保商业化生产的安全性。商业化生产工艺是确保药品上市后持续稳定生产出质量一致产品的有效保证，需通过临床试验期间工艺表征研究和工艺性能确认等研究进行锁定，并且上市后完成持续的工艺验证。药物的起始原材料变异性大，工艺验证应提供覆盖多个代表性起始原材料来源的生产全流程验证资料，以用于大规模生产条件下批间一致性和可靠性的评价。质量控制标准需全面覆盖产品特性（如鉴别、纯度、效力、活率）、安全性（外源因子、致瘤性残留风险）和稳定性（运输及储存条件）。应积累充分的研究数据，确立与临床疗效相关的关键质量属性（CQAs），并制定严格的放行标准。对于活性检测范围较宽的情况，需结合体内外活性相关性、代表性批次数据、临床试验暴露水平、分析方法变异程度等合理拟定可接受标准范围。此外，需提供完整的稳定性研究数据以支持产品的有效期，并建立详尽的、可在商业化生产环境中实施的质量追溯和控制计划。对于与产品直接接触的一次性组件 / 容器、包装系统等，为避免对产品可能引入的杂质升高或质量变化等相容性风险，上市申报时需提供相容性评估或研究资料。

二、非临床研究与评价考虑

依据药审中心发布的非临床相关技术指导原则，对这类药物的非临床药理学研究 / 概念验证、药代动力学研究、安全性研究资料进行审评，以评价安全性及有效性。重点关注：非临床研究资料是否支持申请人提出的拟定作用机制、适应证定位，是否考察了这类药物体内的命运及行为，是否提示了药物的毒性反应特征、潜在风险因素，以及临床试验方案中是否制定了临床风险控制措施。有效性评价方面，聚焦于是否通过药理学试验阐述药物的可能作用机制以及在拟定患者人群中使用的生物学合理性，体外试验和体内动物试验结果是否足以全面验证药物的设计理念。安全性评价方面，包括安全药理学、一般毒理学、成瘤性和致瘤性、免疫原性免疫毒性和免疫原性、遗传毒性、生殖毒性、制剂局部耐受性安全性等评价。

三、临床研究与评价考虑

此类药物具有自我更新和多系分化能力的细胞，广泛分布于人体各组织器官，可以为临近的器官特异性细胞提供结构和营养支持。此外，还具有独特的免疫调节作用，能够通过多种机制影响先天免疫和适应性免疫功能，使其具有广泛的应用前景。

由于这类药物的治疗机制可能依赖自我更新、多向分化潜能以及免疫调节等功能，需要在临床试验中结合科学合理的评价指标验证上述立题。该类药物拟治疗适应证大多数是急性或慢性炎症相关疾病，临床上主要以缓解症状、延缓病情为治疗目的，因此在临床试验设计时，需要基于临床需求、产品的临床定位和潜在的获益风险情况，选择合理的受试者人群、拟治疗适应证的疾病严重程度 / 分期以及对照药。在临床试验中，需要关注的药物安全性风险一方面来源于其在体内增殖、分布、代谢或生物学活性直接相关的不良反应，另一方面来源于免疫抑制可能导致的细菌感染、病毒再激活等。目前，这类药物用于有生育需求的生殖系统疾病患者可能存在后代安全性潜在风险发育获益，临床试验应入组无生育需求的患者，并严格避孕。

我国已批准上市的药品用于防治移植物抗宿主病，在国内外已有多年研究历史，很多临床研究提示了积极的防治作用。在开展用于防治 Allo-HSCT 后 GVHD 的临床试验时，建议考虑以下重要因素。

1. 疾病背景

GVHD 是一类临床表现和治疗转归异质性较高的综合征，需要充分评估 GVHD 现有治疗情况和临床需求，考虑患者不同受累器官、伴随治疗和疾病进程对观察药物治疗效果的影响，以确定产品的临床定位。

2. 研究设计

（1）受试者人群：如果采用富集人群，需要结合已有临床试验数据提供充分的依据。

（2）用法用量：结合已有临床试验数据选择合理的用法用量。

（3）统计假设：根据研究目标采用合适的优效性或非劣效设计。

（4）对照：参考国内外临床进展和诊疗指南的推荐，选择合理的对照药物或联合治疗药物。

3. 有效性评价

治疗研究的主要目标是观察药物对 GVHD 的治疗缓解情况，主要通过比较各个靶器官和整体分级与基线初始情况获得，如 aGVHD 中第 28 天的总体缓解。同时，疗效的持续情况如缓解持续时间、无失败生存期、总生存期等以及合并用药的变化情况通常也是临床疗效评估的重要内容。建议制定科学统一、合理可行的标准化评价流程，对各受累靶器官功能进行评估，并在正式申报时提交病例报告表（case report form，CRF）等形式的原始数据，供审评部门进行独立分析。

4. 安全性评价

当 AE 事件发生在治疗期间或与本品给药的间隔较短，无法完全排除试验药物与不良事件发生的相关性，建议在说明书中提示相关风险。

案例 3 针对开发血友病 B 适应证的携带凝血因子 IX 基因表达盒的 AAV 载体基因药品

重组腺相关病毒（rAAV）类治疗药品是一类通过基因工程技术改造的病毒载体药物，可携带外源目的基因或携带基因编辑工具等。其通过高效递送特定基因或工具至特定靶细胞或组织中，从而实现长期且稳定的基因表达以治疗疾病。该类药品的生物学特性高度依赖于其血清型（衣壳蛋白类型），该特性决定了其组织趋向性、转导效率以及免疫原性。rAAV 药品具有非复制性和低致病性的特点，但其生产过程涉及复杂的生物系统（如昆虫 Sf9/ 杆状病毒系统、HEK293 细胞的三质粒转染系统、辅助病毒生产系统等），导致产品在含量、纯度和杂质、安全性等方面存在较大挑战。目前全球已有多个 rAAV 产品获得上市批准，但在安全性方面仍存在诸多担忧，比如免疫反应以及基因毒性、肝毒性、血栓性微血管病和神经毒性等不良反应。

一、药学研究与评价考虑

临床试验阶段，依据药审中心 2024 年发布的《重组腺相关病毒载体类体内基因治疗产品临床试验申请药学研究与评价技术指导原则》，对该类药品的生产用物料、生产工艺、质量研究与质量标准、稳定性和容器密封系统等研究资料进行评价，以确保临床受试者的安全性。生产用物料方面，重点关注生产用物料的安全性评估和质量控制，比如生产用细胞、病毒种子、菌种库等的制备、检定，以及必要的稳定性评估和（或）研究。生产工艺方面，通过前期的工艺开发和临床试验用药品的制备，应建立并初步证明生产工艺的合理性和可重复性，拟定工艺应能稳定生产出符合预期质量的临床试验用药品。质量研究和质量标准方面，应根据前期工艺开发、平台经验和产品质量属性的认知，以及非临床批次、临床代表性工艺批次等检测结果，拟定初步的质量标准，其中含量、纯度和杂质、安全性、效价等关键方法应开展初步的方法学确认。稳定性和容器密封系统方面，稳定性研究数据应能支持临床试验的开展，开展容器密封系统的筛选和适用性评估等。此外，非临床研究是评估产品在人体使用的安全性的重要参考依据，需要特别关注非临床研究用样品与临床试验用样品在生产工艺和质量方面的对比或桥接分析，以支持临床试验用样品的安全性评估。

申报上市阶段，依据药审中心 2022 年发布的《体内基因治疗产品药学研究与评价技术指导原则（试行）》，对该类药品的生产用物料、生产工艺、质量研究与质量标准、稳定性和容器密封系统等研究资料进行评价。生产用物料方面，开展全面的质量研究和安全性评估，生产用细胞、病毒种子、菌种库等的制备和检定研究应全面完整，开展全面的传代稳定性和贮存稳定性研究，并且其他生产用原材料的控制应根据风险评估提供相应研究资料。生产工艺方面，应完成工艺放大和工艺性能确认，明确关键工艺步骤和工艺参数，以及工艺过程控制等，以证明在商业化生产规模下能够持续生产出符合预定质量标准的产品。质量研究和质量标准方面，应建立全面的质量控制策略，明确关键质量属性以及标准限度，主要质量项目包括鉴别、含量、纯度和杂质、效价、安全性等。稳定性和容器密封系统方面，研究过程中需密切关注病毒载体在贮存、运输和使用过程中的滴度（尤其是感染滴度）、聚集体和生物学活性的变化。同时，为避免储存容器或密封系统对产品的质量产生非预期影响，应对容器和密封系统进行相容性研究和密封性研究。

二、非临床研究与评价考虑

依据药审中心 2024 年发布的《腺相关病毒载体基因治疗产品非临床研究技术指导原则》，对该类品种的非临床药理学研究、药代动力学研究、安全性研究资料进行审评，以评价安全性及有效性。重点关注动物种属选择合理性、受试物代表性、有效性潜力、安全性特征等。有效性评价重点关注所选择导入的目的基因的表达产物与适应证的相关性，所导入的目的基因能否有效表达产生目的蛋白以及能否在体内长期表达来发挥治疗作用。安全性评价重点关注安全药理学、一般毒理学、免疫原性、遗传毒性、致癌性、生殖毒性、制剂安全性等方面。此外，重点关注药代动力学研究中载体水平、目的基因水平及表达产物在体内的生物分布特征，用于支持有效性及安全性评价。

三、临床研究与评价考虑

基因治疗药品是指通过修饰或操纵基因的表达或改变活细胞的生物学特性，从而达到治疗目的的药品，主要作用机制包括正常基因替换致病基因、使不能正常工作的基因失活或者引入新的或修饰的基因等方式。基因治疗药品包括质粒 DNA、RNA、基因改造的病毒、细菌或细胞以及基于基因编辑技术的药品等。使用基因治疗药品主要考虑针对其病因治疗，以期达到永久或半永久治疗疾病的目的。目前国内在研的基因治疗药品多集中于神经系统疾病、代谢性疾病、血液疾病、眼部疾病等领域。

基因治疗药品尚无较为充足的有效性和安全性数据时，建议首先在临床需求更强烈的人群中开展试验，同时关注预存抗体可能带来的安全性和有效性风险。

有效性评估终点需要体现临床有效性，优于现有治疗或者替代现有治疗。

基因治疗药品给药后在人体内通常会长期存在，引起人体的永久或长期的变化达到治疗效果，但同时也伴随着长期的安全性风险，例如：基因表达失控影响人体正常生理功能与代谢，基因整合可能让邻近的基因激活或者失活，产生良性或者恶性肿瘤等。因此，为了评估安全性需要对受试者进行长期的观察。长期随访观察的考虑要素包括基因组整合活性、长期表达、非预期的生物分布、免疫原性、基因治疗药品对生殖的潜在影响、脱落与传播、受试者造血、免疫、神经系统不良反应、与肿瘤相关的严重不良反应等。可根据药品特征和疾病信息制定长期随访计划。对于整合到基因组中的基因治疗药品，应提供非临床研究中关于插入位点、克隆扩增等的数据，并参考同类品种，建议在技术可行的情况下进行插入位点、克隆扩增等的监测，例如：当用整合载体转导造血干细胞时，需要进行这种类型的监测。

以 AAV 类基因治疗药品治疗血友病临床试验为例，通过一次性静脉输注 AAV 载体携带的 FVⅢ或者 FⅨ基因至靶细胞（主要是肝细胞），实现长期稳定表达正常有活性的凝血因子，以达到治疗血友病的目的。这类药品的临床试验设计关注点如下。

1. 受试人群

（1）血友病临床试验的受试者优先选择出血频率较高的血友病患者（FⅧ< 1 IU/dl，FⅨ≤ 2 IU/dl）。

（2）为最大限度排除患者基因突变本身导致 FⅧ/FⅨ抑制物的可能性，建议关键临床试验入组血友病 A 患者需要至少 150 个暴露日，血友病 B 患者需要至少 100 个暴露日。

（3）由于受试者体内预先存在的针对基因治疗所使用载体的中和抗体可能给接受该基因治疗的受试者带来安全性风险以及削弱潜在的疗效，因此在筛选受试者时，应检测其针对基因治疗载体的中和抗体和凝血因子抑制物，并设置合理的阈值。

（4）遵循临床试验一般规律，先开展较大年龄人群的临床试验，并在大年龄人群中获得有效性和安全性数据后，再考虑小年龄人群获益 - 风险比，包括并不限于基因表达产物持续时间、随肝脏的生长外源导入基因的稀释情况，以及潜在的插入突变风险等。

2. 有效性

（1）以年化出血率为主的临床指标可能仍是目前比较合适的主要有效性指标。

（2）预设的主要有效性指标不能差于现有最佳治疗手段。

（3）其他有效性指标可选择使用其他血液相关制品治疗次数、使用凝血因子总量等、靶关节数、凝血因子水平等。

（4）可探索基因治疗后凝血因子活性水平与出血结局之间的相关性。

3. 安全性

现阶段在以 AAV 为载体的基因治疗血友病临床试验中发现的最主要的不良事件是肝酶升高。临床试验中应定期检测肝功能，以及时发现和处理肝功能异常。根据载体的特征以及非临床研究结果，确定可能存在毒性的靶器官，凝血因子表达过高可能存在血栓的风险，需要加以监测和关注。在长期随访过程中，应根据载体特征做好相关检测，如插入突变情况等。还应重点检测肝功能、监测恶性肿瘤的发生以及与基因治疗的相关性。目前的基因治疗临床试验中，大多在入组标准中对受试者先前治疗的暴露日有一定要求，虽相关临床试验结果表明凝血因子抑制物的发生低于预期，针对具体研发产品，仍应做好入组人群治疗后以及长期随访过程中的抑制物检测。定期检测针对病毒载体产生的抗体、病毒的脱落情况。

4. 合并用药

预防性应用激素以避免肝酶升高。方案中明确激素用法用量。

由于血友病基因治疗旨在通过一次性给药实现长期治愈，因此应尽可能收集长期有效性数据，上市时有效性终点为 52 周的 ABR。上市后开展登记研究，以更全面了解药品的长期有效性和安全性。

—— 第四章 ——

挑战和展望

目前全球 ATMPs 正处于从技术突破到规模化发展的过渡期，由于其临床的价值和商业化的可行性，研发者增强了研发投入的信心，早期获批产品适应证多集中在罕见病、末线血液肿瘤治疗等高价值强临床需求方面，后发产品在适应证和技术突破等方面仍大有可为，随着这个领域不断扩张，存在以下的挑战。

第一节 药品技术审评的挑战

一、伦理问题

近年来，以细胞和基因治疗药品为代表的先进治疗药品发展非常迅速，是目前全球研究领域的前沿和热点之一。这类产品的伦理审查除保护受试者安全和权益以外，还常涉及生产起始原材料采集和利用的伦理审查。先进治疗药品，特别是细胞治疗药品，其生产起始原材料常来自人体细胞、人体组织、人体器官或遗体，在研究开发和商业化使用中常涉及人权、伦理和社会道德、十分敏感，极易引发伦理争议和舆情关注。

二、生物安全

根据《中华人民共和国生物技术研究开发安全管理办法》第四条
进行分类，依据生物技术研究开发活动潜在风险程度，对于生物技术
研究、开发和应用，将其分为高风险等级、较高风险等级和一般风险
等级。不同等级的生物技术科研活动采取不同的管理措施。对于病原
微生物实验室生物安全，根据《病原微生物实验室生物安全管理条例》
和《人间传染的病原微生物目录》进行管理。申报品种可能涉及生物
安全的品种包括未经确证是否为缺陷复制的病毒产品，通过合成和体
外表达的微生物，以及通过基因编辑技术发挥作用的基因治疗产品等。
作为商业化的药品开发，此类产品的生物安全风险应前置思考。

三、药学评价

1. 复杂性和变异性

ATMP 的复杂性和变异性通常高于传统生物技术 / 生物制品，这
给药学评价带来了巨大挑战。现有认知无法确认产品的质量 – 疗效
关联，如干细胞产品的生物学活性与临床效果关系尚未完全明确，导
致 CQA 选择缺乏依据。现有技术对关键参数的分析能力限制（如对
细胞活率、载体转导效率等），导致表征手段不足，影响 CQA 的量
化。当 ATMP 由活细胞组成时，由于代谢活动、细胞分裂、细胞凋
亡和其他因素，其本质上是动态的。另外，用于生产细胞治疗产品的
起始细胞材料（包括自体和异体）本身存在固有变异性，导致最终产
品批次的变异性。

2. 创新生产模式

为更好地满足患者的临床需要，达到在控制成本的同时保障药品安全性、让细胞治疗产品惠及更多患者群体，产业界和学术界一直在积极探索各种新的生产方式，如：新产品的研发（如：FAST-CAR、通用型细胞治疗和体内编辑的 CAR-T 细胞治疗）和应用新的生产技术和生产模式（如：全封闭自动化一站式生产平台）等。伴随着计算机自动化技术的进步，针对个体化细胞治疗产品提高产能、成本降低、快速可及等需求，目前国际上许多制药商正在探索小规模、自动化、可移动工厂式的药品制造技术，这种生产技术可以将个体化细胞治疗的生产部署到多个地点（即去中心化生产），如在某中心城市进行分布式生产（distributed manufacturing，DM），或在医院或诊所内开展即时生产（point of care manufacturing，POCM），有可能大大地提高个体化细胞治疗产品供应的可靠性和稳健性，降低生产和时间成本，进而提高患者的临床可及性。鉴于去中心化生产模式的上述潜在优势，尤其是即时生产（POCM），在个体化细胞治疗产品中的应用优势及其相应的挑战，现阶段急需对这些新的生产模式进行深入研究、制定相关的要求，包括定义、技术特点和优势、管理重点等，在保证细胞治疗产品的质量合规、有效性和安全性基础上，探索在我国实施去中心化生产模式和 POCM 技术的可行性。

3. 创新技术

生物技术呈现加速发展态势，技术迭代周期缩短，新技术的运用对研发和监管能力提出更高要求。AI 技术的兴起显著提升了药物研发效率，并应用于产品设计中，如肿瘤新生抗原产品等。

四、非临床评价

目前 NMPA 已发布多项涉及先进治疗药品的非临床研究技术指导原则，包括细胞治疗产品、基因治疗产品、基因修饰细胞治疗产品、人源干细胞产品、腺相关病毒载体基因治疗产品等，提出了非临床研究与评价的技术要求。但需认识到，药品监管技术标准往往来自药品研发所积累和总结的经验，尤其是在创新性强的先进治疗药品领域，需不断积累和探索非临床研究的监管经验。

先进治疗药品类别多样，产品设计特点、生物学特性、作用机理、临床拟用场景等方面均与常规药物（如化学药物、抗体类药物）有较大差异，某些常规的非临床研究与评价方法 / 策略可能存在不适用或无法充分表征有效性及安全性特征的情况，给非临床研究与评价带来了挑战。例如：常规非临床研究方法的适用性、与产品相关的特定毒性担忧的非临床评价、药学变更的非临床研究要求等。

1. 非临床研究方法（由相关动物种属选择问题带来的新试验方法趋势）

先进治疗药品非临床研究的重大挑战之一是动物种属选择，其影响到非临床研究策略的制定（例如具体试验项目及设计等），也是业界研发过程中关注的重要内容。相关动物种属选择时受到多种因素的影响或限制，如生物学反应的复杂性、免疫耐受性、动物与人在解剖学和病理生理学特征方面的相关性。当缺乏相关动物种属 / 模型时，采用非动物的替代体系评价有效性和（或）安全性，成为学术界、产业界、监管界均关注并在探索的潜在策略，例如基于人工智能的计算模型、微生理系统模型（如器官芯片、类器官）、利用具有类似监管标准的真实世界数据等。但是上述新方法目前大多处于方法学摸索与建立、验证与标准化阶段，能否作为药物有效性和（或）安全性评价的一种公认方法，尚需积累研发与监管经验。

2. 与产品相关的特定毒性担忧的非临床评价

先进治疗药品基于其药物活性成分的物质基础/产品特性、适应证定位等，可能存在特定毒性担忧，而常规的非临床安全性评价方法可能无法表征这些毒性风险，因此需要针对性的灵活评价方法。

（1）干细胞药物及其衍生产品：目前"新细胞来源、新生产工艺、新作用机制、新适应证定位"的干细胞药品研发趋势给非临床研究与评价带来了诸多挑战，比如：用于评价干细胞产品的成瘤性/致瘤性试验的动物模型的灵敏度、特异性尚不明确，尚缺乏将动物剂量外推至人体的共识方法，体外替代方法的可行性、可用性尚在探索中，干细胞衍生的新型药物类别（如细胞外囊泡、血小板、蛋白混合物等）的评价策略尚不明确等。

（2）CAR-T 细胞治疗药物：由于 CAR-T 细胞治疗药物的非临床安全性评价缺乏直接相关的非临床动物模型，现有非临床评价方法和手段难以充分识别和评价 CAR-T 细胞治疗药物的安全性风险，非临床研究具有很大局限性。该类产品的脱靶毒性评价需基于多角度的因素进行综合评价，例如：靶点表达/生理功能、脱靶结合位点分析、毒理学试验数据、分布特征等信息。有研究尝试采用体外试验体系（例如人源细胞、类器官、器官芯片等）用于评价 CAR-T 细胞治疗药物的安全性，但是试验设计、结果评价以及如何转化为人体安全性风险方面，尚需积累经验。CAR-T 细胞治疗药物由于其产品设计原理（基因组修饰）及预期作用机理，会在患者体内增殖以起到杀伤肿瘤细胞作用，同时也带来了无限和（或）恶性增殖的致癌性风险担忧。对于不同技术路线的 CAR-T 细胞治疗药物（例如不同的基因组编辑方法、细胞培养方法等），如何在非临床研究与评价阶段高灵敏性地识别产品的致癌性风险大小，以及对不同风险程度的产品提出针对性的后续非临床研究和（或）临床研究要求，尚需探索及明确。

（3）基因编辑药物

遗传毒性及相关风险评价策略：遗传毒性风险是基因编辑药物的重要安全性风险，且可能带来致癌性、生殖毒性风险。目前基因编辑方法发展迅速，例如 CRISPR/Cas9、嘌呤碱基编辑、嘧啶碱基编辑等，各研究者所开发的基因编辑工具 / 元件 / 方法原理等存在多样性。该类药物的遗传毒性风险主要来源于对宿主细胞基因组的基因编辑所造成的遗传物质损伤，例如大片段 DNA 片段丢失、脱靶基因编辑、染色体结构改变等。通常经典的遗传毒性标准组合试验不适用于基因编辑产品，需基于药物特性制定更为个性化的灵活的遗传毒性评价策略。其中，生物信息学分析方面存在数据库资源的可获得性 / 充分性、文献检索的可用信息质量等方面的问题；基因组测序方面，目前检测方法多样，且每种方法均有其基于检测原理的优缺点，尚未形成监管与业界达成一致的基因组测序方法策略。

新的生产用原材料的安全性：某些新型的基因编辑技术使用的基因编辑工具 / 元件可能来自于原核生物或者经过人工改造，缺乏人体安全性信息。采用实验动物来表征上述编辑工具 / 元件的安全性特征可能无法充分提示人体的安全性风险，例如动物种属间对外源性基因编辑的自修复机制 / 原理的差异等。此时，采用人源细胞来考察安全性特征是一种思路，但是细胞来源 / 类型、具体试验方法等尚未形成统一的标准共识。

（4）AAV 载体基因治疗药物：AAV 载体药物的设计原理通常为单次给药后在体内长期存续发挥作用，由此带来的疗效持久性及长期安全性担忧是监管关注点之一，目前常规的动物试验方法在评估长期有效性和（或）安全性风险方面存在一定局限性。

3. 多专业综合的全生命周期监管框架

先进治疗药品的安全性风险评估往往涉及药学研究、非临床研究、临床研究等多个专业，例如基因脱靶编辑风险评估、致癌性风险评估等，因此，突破专业评价壁垒开展跨专业的综合评价是一种趋势。对于已上市的先进治疗药品（尤其是那些单次或短期用药后长久发挥疗效的药物），在为患者带来希望的同时，目前获得的真实世界数据非常有限，需意识到该类药品的疗效持久性、长期安全性以及获益风险比的不确定性。在药品全生命周期管理的框架下，迫切需要构建涵盖药学研究信息、非临床安全性信息、临床试验安全性数据、上市后不良反应监测的多阶段的安全性风险控制体系以及评价体系。

五、临床评价

基于 ATMPs 机制的复杂性，研发者提出研发立题时，多数基于理论和有限的实验室数据，如何设定临床试验有效性终点才能够全面确证通过充分发挥其机制而实现临床价值，是临床试验的关键所在。

在早期探索性临床试验阶段，由于对 ATMPs 在人体内分布、表达、存续、增殖和免疫原性等研究方法的局限性，且可能不适合使用传统药品的剂量计算方法，临床试验剂量选择首先面临挑战。而对于有基因工程的药品，其安全性必然倍加关注。ATMPs 涉及的疾病类型广泛，其中基因治疗药物用于罕见病治疗的情况非常常见，但是，由于针对罕见病治疗的药物获批准上市或者在临床试验中的药品少见，因此，可借鉴数据极其有限，并且又与 ATMPs 本身的复杂性结合，导致罕见病基因治疗开展临床试验时，考虑的关键要素会增加，临床试验的难度增加。

综合考虑 ATMPs 的获益和风险，其中一部分临床试验首先在经现有标准治疗失败后的患者中开展，然而，这类患者的安全性和有效性数据面临着多种混杂因素的影响，如既往治疗、合并疾病及其联合用药等，为评价带来一定困难。

同时，ATMPs 获批上市时间较短，且基于自身特性，可能存在潜在的成瘤性/致瘤性风险等，尚需积累更多、更长时间的安全性数据，为药品监管提出更高要求。

六、变更研究

近年来，随着 ATMPs 治疗领域技术的发展和研究经验的逐步积累，批准 IND、NDA 的品种逐步增加，这类药品在研发期间或上市后的药学变更申请或沟通交流咨询数量呈增加趋势，变更事项多样复杂。

与传统生物制品不同，细胞治疗药品结构设计及细胞组成多样、生产工艺复杂、质量属性表征手段有限、技术更新迅速，质量属性与临床安全性、有效性的相关性仍在探索中，因此先进治疗药品变更的风险评估、变更分类、研究方案设计和实施等均存在较大挑战。

药学变更的非临床研究要求：非临床研究和评价的基本原则是以变更前后药学质量可比性研究数据为基础，基于药学评价结论考虑是否开展非临床桥接研究或新的非临床研究。但是由于这类药品的种类多样、工艺复杂、个性化产品难以形成共性的质量研究项目，很多产品尚未建立特异的质量特性和安全性及有效性之间的关系，缺乏药学变更事项 – 质量研究 – 有效性和（或）安全性影响的明确的判定标准，目前尚未形成具体的、针对性的非临床桥接研究试验项目策略。

第二节 行业的挑战

一、产业链瓶颈

1.原材料获取困难

以干细胞类产品为例，目前大部分 IND 的干细胞药原材料来源集中在异体脐带组织、脐带血、人脂肪、人胎盘、人宫血、人牙髓、人羊膜等，这种情况下，当临床三期试验结束面临着规模化成体量生产的时候，原材料的买卖以及伦理就成了一个重要且敏感的空白空间。是像有的国家，通过成立慈善组织来管理捐赠，从而形成安全墙以隔离开捐赠者和受赠企业并规范商业用途，还是结合我国自身的特点，建立一种符合自身国情民情的合法合规体系，亟待商榷。

2.病毒载体产能不足

病毒载体（如 AAV、慢病毒）产能仅能满足全球 10%~20% 的临床需求，生产周期长（6~12 个月）、成本高（占总成本 30%~50%）。国内载体工艺依赖进口（如质粒、培养基），国产化率不足 20%。GMP 级产能稀缺，国内仅少数企业具备规模化生产能力。

二、商业生产

1. 工艺复杂

基因编辑（如 CRISPR）的脱靶风险、病毒载体的批次间差异。自动化程度低，国内 70% 生产仍依赖人工操作，污染风险高。中美欧标准差异（如 FDA 要求全程封闭生产，我国尚在逐步接轨）导致的监管壁垒。

2. 高昂的研发和生产成本

尤其是病毒载体的制备和个体化细胞治疗产品的稀缺性，推高了整体价格。技术瓶颈和工艺开发难点，如自动化生产的复杂性，限制了先进治疗药品的大规模生产。

三、支付可及性

先进治疗药品普遍定价高昂，市场接受度和价格问题也是普及的障碍，加之市场增长不及预期和行业竞争加剧，进一步挑战先进治疗药品的商业化。这些问题主要源于其高昂的生产成本和现有的医疗保险体系未能充分适应其高成本特性。例如目前制备 CAR-T 产品涉及采集 T 细胞、细胞扩增、患者输注等 10 多个环节，复杂的工艺流程也导致 CAR-T 产品制备成本和监管成本居高不下，复星凯特的阿基仑赛注射液与药明巨诺的瑞基奥仑赛注射液价格高达百万元 / 支，目前可负担人群非常有限，远超当前基本医保基金的承受能力和普通患者的支付意愿。

第三节　未来展望与建议

一、发展趋势

先进治疗药物（ATMPs）领域的技术发展正围绕提升安全性、有效性、可及性与生产规模化等核心目标快速演进，主要呈现以下趋势。

1. 精准化与智能化

基因编辑技术持续优化：以 CRISPR-Cas 系统为代表的基因编辑工具不断改进，编辑精度和效率显著提升，脱靶风险进一步降低。

智能化控制机制引入：通过设计分子开关调控治疗活性，可及时控制细胞因子释放综合征等不良反应，同时有效降低致瘤性风险。

人工智能深度融合：AI 应用于靶点识别、药物设计、药效预测及生产流程优化，显著提升研发成功率和生产效率。

2. 载体技术的多元化与创新

载体系统从传统病毒载体扩展到非病毒载体，如脂质纳米粒（LNP）、聚合物纳米颗粒、细胞外囊泡等，有效改善递送效率、靶向性和安全性。

3. 通用型与体内疗法突破

通用型细胞治疗产品快速发展：异体 CAR-T（如 UCAR-T）技术大幅降低生产成本，可提高治疗可及性。

体内基因 / 细胞治疗兴起：通过体内递送实现基因编辑或 CAR 表达，可简化治疗流程、突破个性化定制局限、更具平台化潜力等。

4. 生产自动化与规模化

封闭式自动化生产系统（如生物反应器）广泛应用，结合机器人技术，可降低污染风险，提高异体治疗产品的产能与质量稳定性。

5. 复杂组织构建与再生医学创新

3D 生物打印技术实现更精准的组织器官结构构建，新型生物材料增强组织整合与修复效果，推动组织工程产品向结构功能化方向发展。

6. 非临床评价方法的变革

动物实验减少和替代策略受到广泛重视，微生理系统（如类器官、器官芯片）、AI 计算模型和真实世界数据等新方法逐步应用于有效性与安全性评价。

先进治疗药品正朝着更安全、更精准、更可及和更智能的方向发展，持续为疑难重症治疗提供新的解决方案。

二、政策建议

1. 健全分类监管与基于风险的审评体系

当前 ATMPs 按生物制品管理，尚未建立针对其特性的分类和风险分级管理制度。建议进一步完善分类标准与风险导向的监管路径，明确差异化的临床、非临床和药学的要求，提升审评质量效率与风险控制能力，并制定针对性的加快审评审批机制。

2. 加强监管科学研究与指导原则建设

ATMPs 技术迭代迅速，需持续加强监管科学研究，及时制定和更新相关技术指导原则，支持研发，推动安全有效的产品早日上市，惠及更多患者。

3. 深化 AI 技术赋能与国际协作

支持 AI/ML 技术在药物设计、生产优化、质控和真实世界证据生成中的应用。鼓励企业开展国际多中心临床试验（MRCT），积极参与全球标准制定，推动 License-out 与自主出海，提升国际竞争力。

4. 突破产业化瓶颈，提升制造与质控能力

ATMPs 生产工艺复杂、质量控制要求严苛，需加强生产工艺向标准化、自动化与封闭式转型，开发快速精准的放行检测方法（如采用 dPCR、NGS 等技术）等的研究，强化原材料控制与无菌保障，保障供应链安全与产品质量一致性。

5. 完善全生命周期安全性与疗效评价

针对基因治疗与细胞治疗潜在的整合风险、免疫原性、脱靶效应等长期不确定性，需要建立健全全国性 ATMP 患者登记系统，系统开展上市后监测（PMS）与真实世界研究（RWS），持续评估风险获益。

6. 加强医疗资源建设与治疗中心管理

ATMPs 的采集、输注及不良反应管理（如 CRS、ICANS）依赖高水平医疗团队。需建立规范化的治疗中心认证体系，加强医护人员培训，优化患者管理流程，保障治疗安全与可及性。

7. 创新支付机制与可及性保障

探索多元化支付路径，包括将高值 ATMPs 纳入"惠民保"等普惠险覆盖范围，推行按疗效付费等风险分担协议，设立罕见病专项基金。同时通过工艺优化与规模化生产持续降低成本。

8. 构建高水平人才队伍

聚焦顶尖科研人才与复合型产业人才的引进与培养，重点弥补具备国际研发、注册、生产及商业化能力的高端人才缺口。加强审评人员专业培训与国际合作，打造熟悉 ATMP 特点的监管队伍。

面对全球竞争与技术变革，需持续优化跨学科协同创新生态，强化从基础研究到产业化全链条支持，实现 ATMP 领域高质量、可持续发展。

附　录

一、药审中心发布的先进治疗药品指导原则（截至 2025 年 8 月）

分类	发布时间	指南名称
药学（Q）	2024 年	可复制型慢病毒检测共性问题与技术要求
	2024 年	重组腺相关病毒载体类体内基因治疗产品临床试验申请药学研究与评价技术指导原则
	2023 年	自体 CAR-T 细胞治疗产品药学变更研究的问题与解答
	2023 年	人源干细胞产品药学研究与评价技术指导原则（试行）
	2023 年	溶瘤病毒产品药学研究与评价技术指导原则（试行）
	2022 年	体内基因治疗产品药学研究与评价技术指导原则（试行）
	2022 年	体外基因修饰系统药学研究与评价技术指导原则（试行）
	2022 年	免疫细胞治疗产品药学研究与评价技术指导原则（试行）
	2017 年	细胞治疗产品研究与评价技术指导原则（试行）
药理毒理（S）	2024 年	腺相关病毒载体基因治疗产品非临床研究技术指导原则
	2024 年	人源干细胞产品非临床研究技术指导原则
	2021 年	基因治疗产品非临床研究与评价技术指导原则（试行）
	2021 年	基因修饰细胞治疗产品非临床研究技术指导原则（试行）
临床（E）	2025 年	地中海贫血基因治疗产品临床试验技术指导原则（试行）
	2024 年	嵌合抗原受体 T 细胞治疗血液淋巴系统恶性肿瘤临床试验技术指导原则（试行）
	2024 年	间充质干细胞防治移植物抗宿主病临床试验技术指导原则
	2024 年	罕见病基因治疗产品临床试验技术指导原则
	2024 年	细胞治疗产品临床药理学研究技术指导原则（试行）
	2023 年	细胞和基因治疗产品临床相关沟通交流技术指导原则
	2023 年	人源性干细胞及其衍生细胞治疗产品临床试验技术指导原则（试行）

续表

分类	发布时间	指南名称
临床（E）	2023 年	肿瘤主动免疫治疗产品临床试验技术指导原则（试行）
	2023 年	基因治疗血友病临床试验设计技术指导原则
	2022 年	嵌合抗原受体 T 细胞（CAR-T）治疗产品申报上市临床风险管理计划技术指导原则
	2021 年	基因治疗产品长期随访临床研究技术指导原则（试行）
	2021 年	溶瘤病毒类药物临床试验设计指导原则（试行）
	2021 年	免疫细胞治疗产品临床试验技术指导原则（试行）
多学科（M）	2017 年	细胞治疗产品研究与评价技术指导原则（试行）

二、我国近五年批准的临床先进治疗药品（截至 2025 年 6 月 30 日）

序号	药品名称	企业名称	适应证	一级分类	二级分类
1	重组人 GM-CSF 溶瘤 Ⅱ 型单纯疱疹病毒（OH2）注射液（Vero 细胞）	武汉滨会生物科技股份有限公司生物创新同分公司	实体瘤	基因	微生物载体类基因治疗药品
2	抗 CD19 分子嵌合原受体修饰的自体 T 淋巴细胞注射液	成都银河生物医药有限公司	复发性或难治性 B 细胞淋巴瘤	细胞	体外基因修饰
3	抗人 CD19 T 细胞注射液（*）	上海恒润达生生物科技有限公司	复发 / 难治性 B 细胞非霍奇金淋巴瘤受试者、复发 / 难治性 CD19 阳性弥漫大 B 细胞淋巴瘤和滤泡性淋巴瘤	细胞	体外基因修饰
4	LCAR-B38M CAR-T 细胞自体回输制剂（简称：LCAR-B38M 细胞制剂）	南京传奇生物科技有限公司	多发性骨髓瘤、复发或难治性多发性骨髓瘤	细胞	体外基因修饰
5	靶向 CD19 自体嵌合抗原受体 T 细胞输注剂	博生吉安科细胞技术有限公司；博生吉安科细胞技术有限公司	拟用于治疗 18~70 岁复发或难治性 B 细胞急性淋巴细胞白血病	细胞	体外基因修饰
6	JWCAR029（CD19 靶向嵌合抗原受体 T 细胞）	上海明聚生物科技有限公司	复发或难治性 B 细胞急性淋巴细胞白血病、复发或难治性慢性淋巴细胞白血病或小细胞淋巴瘤、复发难治性套细胞淋巴瘤、治疗原发耐药弥漫大 B 细胞淋巴瘤、复发难治性 B 细胞非霍奇金淋巴瘤	细胞	体外基因修饰
7	多抗原自体免疫细胞注射液（*）	恒瑞源正（深圳）生物科技有限公司	尿路上皮癌、实体瘤	细胞	非基因修饰

73

续表

序号	药品名称	企业名称	适应证	一级分类	二级分类
8	抗人CD19 T细胞注射液（*）	上海恒润达生生物科技有限公司	复发/难治性CD19阳性B细胞恶性淋巴细胞白血病	细胞	体外基因修饰
9	益基利仑赛（拟定）	复星凯特生物科技有限公司	复发难治性大B细胞淋巴瘤包括：弥漫性大B细胞淋巴瘤（DLBCL）、原发纵隔B细胞淋巴瘤（PMBCL）、高级别B细胞淋巴瘤（HGBCL）、转化的滤泡性淋巴瘤（TFL）	细胞	体外基因修饰
10	抗人BCMA T细胞注射液	上海恒润达生生物科技有限公司	复发/难治性多发性骨髓瘤、BCMA阳性的复发/难治性多发性骨髓瘤	细胞	体外基因修饰
11	靶向磷脂酰肌醇蛋白多糖-3嵌合抗原受体修饰的自体T细胞	科济生物医药（上海）有限公司	GPC3阳性实体瘤	细胞	体外基因修饰
12	ICT19G1	上海斯丹赛生物技术有限公司	成人复发难治CD19阳性B细胞系急性淋巴细胞白血病	细胞	体外基因修饰
13	pCAR-19B细胞自体回输制剂	重庆精准生物技术有限公司	CD19阳性复发/难治性B细胞急性淋巴细胞白血病，适用于治疗3~21岁患有CD19阳性复发难治性急性淋巴细胞白血病患者	细胞	体外基因修饰
14	CT032人源化抗CD19自体CAR T细胞注射液	上海科济制药有限公司	复发/难治非霍奇金B细胞淋巴瘤（R/R B-NHL）	细胞	体外基因修饰
15	重组溶瘤痘苗病毒注射液T601	天士力创世杰（天津）生物制药有限公司	晚期恶性消化道实体肿瘤	基因	微生物载体类基因治疗药品
16	CT053全人抗BCMA自体CAR T细胞注射液	上海科济制药有限公司	复发难治多发性骨髓瘤	细胞	体外基因修饰

续表

序号	药品名称	企业名称	适应证	一级分类	二级分类
17	HD CD19 CAR-T 细胞（*）	华道（上海）生物医药有限公司	r/r B-ALL（难治或复发的 B 细胞急性淋巴细胞白血病）、r/r B-NHL（难治或复发的 B 细胞非霍奇金淋巴瘤）、难治或复发的侵袭性 B 细胞非霍奇金淋巴瘤	细胞	体外基因修饰
18	抗 CD19 嵌合抗原受体 T 细胞注射液（*）	合源生物科技（天津）有限公司	复发或难治性急性淋巴细胞白血病（ALL）、CD19 阳性的复发或难治性急性淋巴细胞白血病	细胞	体外基因修饰
19	抗 CD19 嵌合抗原受体 T 细胞注射液（*）	合源生物科技（天津）有限公司	复发或难治性非霍奇金淋巴瘤、CD19 阳性的复发或难治性侵袭性非霍奇金淋巴瘤	细胞	体外基因修饰
20	CBM-ALAM.1 异体 人源脂肪间充质祖细胞注射胶	无锡赛比曼生物科技有限公司	膝骨关节炎	细胞	非基因修饰
21	人胎盘间充质干细胞凝胶	北京汉氏联合生物技术股份有限公司	糖尿病足溃疡	细胞	非基因修饰
22	非病毒载体靶向 CD19 嵌合抗原受体 T 细胞注射液	上海细胞治疗集团有限公司	CD19 阳性的成人复发或难治性大 B 细胞淋巴瘤	细胞	体外基因修饰
23	人脐带间充质干细胞注射液（*）	上海爱萨尔生物科技有限公司	膝骨关节炎	细胞	非基因修饰
24	全人源 BCMA 嵌合抗原受体自体 T 细胞注射液	南京驯鹿医疗技术有限公司	复发/难治浆细胞肿瘤、复发难治性多发性骨髓瘤	细胞	体外基因修饰
25	人脐带间充质干细胞注射液（*）	北京贝来生物科技有限公司	类风湿关节炎	细胞	非基因修饰

续表

序号	药品名称	企业名称	适应证	一级分类	二级分类
26	靶向CD30嵌合抗原受体基因修饰的自体T细胞注射液	武汉波睿达生物科技有限公司	复发/难治性经典型霍奇金淋巴瘤	细胞	体外基因修饰
27	CBM.BCMA嵌合抗原受体T细胞注射液	上海赛比曼生物科技有限公司	复发或难治性多发性骨髓瘤（r/r MM）	细胞	体外基因修饰
28	人原始间充质干细胞	天津麦迪森再生医学有限公司	移植物抗宿主病	细胞	非基因修饰
29	人牙髓间充质干细胞注射液	北京三有利和泽生物科技有限公司	慢性牙周炎，如慢性牙周炎所致的牙周组织损伤的治疗	细胞	非基因修饰
30	人脐带间充质干细胞注射液（*）	青岛奥克生物开发有限公司	炎症性肠病中、重度溃疡性结肠炎	细胞	非基因修饰
31	IM19嵌合抗原受体T细胞注射液（IM19CAR-T细胞注射液）（*）	北京艺妙医疗科技有限公司	复发或难治CD19阳性急性B淋巴细胞白血病	细胞	体外基因修饰
32	IM19嵌合抗原受体T细胞注射液（IM19CAR-T细胞注射液）（*）	北京艺妙医疗科技有限公司	复发或难治CD19阳性侵袭性非霍奇金淋巴瘤	细胞	体外基因修饰
33	注射用间充质干细胞（脐带）（*）	天津昂赛细胞基因工程有限公司	难治性急性移植物抗宿主病（aGVHD）	细胞	体外基因修饰
34	具有沉默白介素6表达功能的靶向CD19基因工程化自体T细胞注射液	上海优卡迪生物医药科技有限公司	难治复发急性淋巴细胞白血病（包括中枢神经系统白血病）、CD19阳性急性复发性B淋巴细胞白血病	细胞	体外基因修饰

续表

序号	药品名称	企业名称	适应证	一级分类	二级分类
35	REGEND001 细胞自体回输制剂（*）	江西省仙荷医学科技有限公司	早、中期特发性肺纤维化	细胞	非基因修饰
36	抗 CD19 单链抗体嵌合抗原受体 T 细胞注射液	北京永泰瑞科生物科技有限公司	复发 / 难治 B 细胞急性淋巴细胞白血病（B-ALL）[筛选时年龄 25 岁（含）以下]、25 岁（含）以下 CD19 阳性复发 / 难治 B 细胞急性淋巴细胞白血病	细胞	体外基因修饰
37	靶向新生抗原自体免疫 T 细胞注射液	武汉华大吉诺因生物科技有限公司	新生抗原阳性的晚期实体瘤（以晚期黑色素瘤、胆管癌及结直肠癌为主）	其他	新生抗原类
38	人脐带间充质干细胞注射液（*）	铂生卓越生物科技（北京）有限公司	治疗激素治疗失败的急性移植物抗宿主病、恶性血液病异基因造血干细胞移植后发生 II 度～IV 度消化道受累，经激素治疗失败的 aGVHD	细胞	非基因修饰
39	靶向 BCMA 的嵌合抗原受体 T 细胞注射液	深圳普瑞金生物药业有限公司	复发、难治性多发性骨髓瘤	细胞	体外基因修饰
40	C-4-29 细胞制剂（*）	重庆精准生物技术有限公司	治疗 ≥ 18 周岁患者复发 / 难治性多发性骨髓瘤患者	细胞	体外基因修饰
41	CTL019（*）	诺华（中国）生物医学研究有限公司	所有接受过诺华或 Penn CAR-T 治疗的患者（最先入组的中国患者将是非霍奇金淋巴瘤患者）	细胞	体外基因修饰
42	缺血耐受人同种异体骨髓间充质干细胞	九芝堂美科（北京）细胞技术有限公司	缺血性脑卒中	细胞	非基因修饰
43	M-021001 细胞注射液	北京泽辉辰星生物科技有限公司；中国科学院动物研究所	半月板损伤	细胞	非基因修饰

77

续表

序号	药品名称	企业名称	适应证	一级分类	二级分类
44	Senl_B19 自体 T 细胞注射液	河北森朗生物科技有限公司	复发/难治性 CD19 阳性 B 细胞急性淋巴细胞白血病	细胞	体外基因修饰
45	抗人 CD19–CD22 T 细胞注射液	上海恒润达生生物科技有限公司	复发/难治 B 细胞急性淋巴细胞白血病	细胞	体外基因修饰
46	CRISPR/Cas9 基因修饰 BCL11A 红系增强子的自体 CD34$^+$ 造血干祖细胞注射液	广州辑因医疗科技有限公司	用于治疗 6 至 35 周岁的输血依赖型 β 地中海贫血患者，可接受自体造血干细胞移植，无已知的人类白细胞抗原（HLA）全相合供者	细胞	体外基因修饰
47	GC019F 注射液	亘喜生物科技（上海）有限公司；苏州亘喜生物科技有限公司	复发或难治性 CD19$^+$ 急性 B 淋巴细胞白血病	细胞	体外基因修饰
48	LY007 细胞注射液	上海隆耀生物科技有限公司	复发/难治性 CD20 阳性 B 细胞非霍奇金淋巴瘤（B-NHL），包括：弥漫大 B 细胞淋巴瘤（DLBCL）和转化型滤泡性淋巴瘤（TFL）	细胞	体外基因修饰
49	注射用间充质干细胞（脐带）（*）	天津昂赛细胞基因工程有限公司	慢加急性（亚急性）肝衰竭	细胞	非基因修饰
50	CTL019（*）	诺华（中国）生物医学研究有限公司；上海赛比曼生物科技有限公司	适用于治疗难治性，移植后复发或两次及两次以上复发的急性 B 细胞淋巴细胞白血病（ALL）儿童和年轻成人（年龄≤25岁）患者	细胞	体外基因修饰
51	CTL019（*）	诺华（中国）生物医学研究有限公司；上海赛比曼生物科技有限公司	适用于治疗经过二线或以上全身治疗后的复发性或难治性弥漫大 B 细胞淋巴瘤（DLBCL）成人患者	细胞	体外基因修饰

续表

序号	药品名称	企业名称	适应证	一级分类	二级分类
52	NR082 眼用注射液	武汉纽福斯生物科技有限公司；纽福斯（苏州）生物科技有限公司	Leber 遗传性视神经病变（G11778A 突变）	基因	微生物载体类基因治疗药品
53	IM19 嵌合抗原受体T细胞注射液（IM19CAR-T 细胞注射液）	北京艺妙医疗科技有限公司	复发或难治的 CD19 阳性的套细胞淋巴瘤	细胞	体外基因修饰
54	注射用间充质干细胞（脐带）（*）	天津昂赛细胞基因工程有限公司	急性呼吸窘迫综合征（ARDS）	细胞	非基因修饰
55	重组人 γ-干扰素病毒注射液	广州达博生物制品有限公司	前列腺癌	基因	微生物载体类基因治疗药品
56	REGEND001 细胞自体回输制剂（*）	江西省仙荷医学科技有限公司	肺弥散功能障碍的慢性阻塞性肺病	细胞	非基因修饰
57	阿基仑赛注射液（*）	复星凯特生物科技有限公司；复星凯特生物技术有限公司	本品用于治疗接受过二线或以上系统治疗后复发或难治性惰性非霍奇金淋巴瘤，包含滤泡性淋巴瘤（简称 FL）和边缘区淋巴瘤（简称 MZL）	细胞	体外基因修饰
58	宫血间充质干细胞注射液（*）	浙江生创精准医疗科技有限公司	特发性肺纤维化（IPF）	细胞	非基因修饰
59	GB5005 嵌合抗原受体 T 细胞注射液（*）	上海吉倍生物技术有限公司	适应证：CD19 阳性复发 / 难治急性 B 细胞性淋巴细胞白血病（R/R B-ALL）成人患者	细胞	体外基因修饰
60	全人源抗 CD19 和 CD22 自体 T 细胞注射液（*）	南京驯鹿医疗技术有限公司	CD19/CD22 阳性的复发 / 难治性急性 B 淋巴细胞白血病	细胞	体外基因修饰

续表

序号	药品名称	企业名称	适应证	一级分类	二级分类
61	BBM-H901注射液	上海信致医药科技有限公司	本品适用于治疗血友病B（先天性凝血因子IX缺乏症）的成年男性患者出血	基因	微生物载体类基因治疗药品
62	PA3-17注射液	博生吉医药科技（苏州）有限公司；博生吉安科细胞技术有限公司	用于治疗成人复发/难治性CD7阳性血液淋巴系统恶性肿瘤患者（18~70岁，包括界值）	细胞	体外基因修饰
63	全人源抗CD19和CD22自体T细胞注射液（*）	南京驯鹿医疗技术有限公司	复发/难治性B细胞非霍奇金淋巴瘤	细胞	体外基因修饰
64	全人源抗CD19和CD22自体T细胞注射液（*）	南京驯鹿医疗技术有限公司	复发/难治性B细胞非霍奇金淋巴瘤	细胞	体外基因修饰
65	T3011疱疹病毒注射液（*）	深圳市亦诺微医药科技有限公司	目前无标准治疗或经标准治疗失败或者无效（治疗后疾病进展或者治疗不能耐受）的晚期恶性肿瘤	基因	微生物载体类基因治疗药品
66	JWCAR129（靶向BCMA嵌合抗原受体T细胞）	上海药明巨诺生物科技有限公司	本品拟定的适应证为复发和（或）难治性多发性骨髓瘤	细胞	体外基因修饰
67	人脐带间充质干细胞注射液（*）	广州赛莱拉干细胞科技股份有限公司	膝骨关节炎	细胞	非基因修饰
68	C-4-29细胞制剂（*）	重庆精准生物科技有限公司	适用于≥18周岁患有晚期/转移性肾细胞癌的患者	细胞	体外基因修饰
69	SynOV1.1腺病毒注射液	北京合生基因科技有限公司	实体瘤患者	基因	微生物载体类基因治疗药品
70	ELPIS人脐带间充质干细胞注射液（*）	华夏源细胞工程集团股份有限公司	中、重度慢性斑块型银屑病	细胞	非基因修饰

续表

序号	药品名称	企业名称	适应证	一级分类	二级分类
71	GB5005 嵌合抗原受体 T 细胞注射液（*）	上海吉倍生物技术有限公司	CD19 阳性复发 / 难治性 B 细胞非霍奇金淋巴瘤（R/R B-NHL）成人患者	细胞	体外基因修饰
72	靶向同皮素嵌合抗原受体 NK 细胞注射液	国健呈诺生物科技（北京）有限公司	治疗晚期上皮性卵巢癌	细胞	体外基因修饰
73	人脐带同充质干细胞注射液（*）	上海莱馥医疗科技有限公司	特发性肺纤维化	细胞	非基因修饰
74	异体人源脂肪间充质干细胞注射液（*）	江苏得康生物科技有限公司	非活动性 / 轻度活动性克罗恩病复杂性肛瘘	细胞	非基因修饰
75	TC-E202 注射液	广东天科雅生物医药科技有限公司	HPV16 阳性既往治疗失败的复发或者转移性宫颈癌	细胞	体外基因修饰
76	普乐登赛	上海惠盾生物技术有限公司	标准治疗失败的转移性去势抵抗性前列腺癌	细胞	非基因修饰
77	CG-BM1 异体人骨髓间充质干细胞注射液（*）	广州赛隽生物科技有限公司	感染引起的中、重度成人急性呼吸着迫综合征（ARDS）	细胞	非基因修饰
78	人源 TH-SC01 细胞注射液（*）	江苏拓弘康恒医药有限公司	非活动性 / 轻度活动性克罗恩病肛瘘	细胞	非基因修饰
79	JL15003 注射液	杰科（天津）生物医药有限公司	拟用于治疗复发胶质母细胞瘤	基因	微生物载体类体基因治疗药品
80	自体记忆性淋巴细胞注射液	诺未科技（北京）有限公司	本品拟用于治疗原发性肝细胞癌根治术后高复发风险患者	细胞	非基因修饰

续表

序号	药品名称	企业名称	适应证	一级分类	二级分类
81	ASP9801 注射液	Astellas Pharma Global Development, Inc.；ABL Europe S.A.S.；安斯泰来制药（中国）有限公司	晚期／转移性实体瘤	基因	微生物载体类基因治疗药品
82	PM1016 注射液	TILT Biotherapeutics Ltd.；Genlhet Biopharmaceuticals S.A.；普米斯生物技术（珠海）有限公司	晚期实体瘤	基因	微生物载体类基因治疗药品
83	CG0070 注射液（＊）	乐普生物科技股份有限公司	非肌层浸润性膀胱癌	基因	微生物载体类基因治疗药品
84	OAV101 注射液	诺华（中国）生物医学研究有限公司	本品为基因治疗产品，用于脊髓性肌萎缩症（SMA）患者的治疗	基因	微生物载体类基因治疗药品
85	CAStem 细胞注射液（＊）	北京泽辉辰星生物科技有限公司；北京泽辉辰星生物科技有限公司	急性呼吸窘迫综合征	细胞	非基因修饰
86	自体自然杀伤细胞注射液	广州达博生物制品有限公司	消化道肿瘤	细胞	非基因修饰
87	人羊膜上皮干细胞注射液	上海赛傲生物技术有限公司	Ⅲ～Ⅳ度难治性急性移植物抗宿主病	细胞	非基因修饰
88	FKC889（＊）	复星凯特生物科技有限公司；复星凯特生物科技有限公司	既往接受过二线及以上治疗后复发或难治性套细胞淋巴瘤（MCL）成人患者	细胞	体外基因修饰
89	SCC101 自体T细胞注射液（＊）	星汉德生物医药（大连）有限公司	乙型肝炎病毒相关肝细胞癌	细胞	体外基因修饰

续表

序号	药品名称	企业名称	适应证	一级分类	二级分类
90	CTA101 UCAR T 细胞注射液	南京北恒生物科技有限公司，南京北恒生物医药有限公司	成人复发或难治性 B 细胞急性淋巴细胞白血病（r/r B-ALL）	细胞	体外基因修饰
91	瑞基奥仑赛注射液（＊）	上海药明巨诺生物科技有限公司	本品用于治疗经过一线系统性治疗后的复发或难治性侵袭性 B 细胞非霍奇金淋巴瘤成年患者	细胞	体外基因修饰
92	LX101 注射液	上海朗昇生物科技有限公司	用于治疗 RPE65 双等位基因突变相关的遗传性视网膜变性（IRD）患者	基因	微生物载体类基因治疗药品
93	自体淋巴细胞注射液（＊）	北京康爱瑞浩生物科技股份有限公司	本品拟联合替吉奥/奥沙利铂或顺铂治疗局部晚期不可切除或转移性胃癌	细胞	非基因修饰
94	VGB-R04 注射液	上海天泽云泰生物医药有限公司	先天性凝血因子IX缺乏引起的血友病 B	基因	微生物载体类基因治疗药品
95	TAEST1901 注射液（＊）	香雪生命科学技术（广东）有限公司	拟用于治疗基因型为 HLA-A*02:01，肿瘤抗原 AFP 表达为阳性的晚期肝癌或其他晚期肿瘤	细胞	体外基因修饰
96	GT101 注射液	苏州沙砾生物科技有限公司；上海沙砾生物科技有限公司	转移或复发的实体瘤	细胞	非基因修饰
97	自体天然肿瘤浸润淋巴细胞注射液	上海君赛生物科技有限公司；上海君赛生物科技有限公司	成人经标准治疗失败或缺乏有效的治疗方法的、病理诊断明确的不可切除的晚期实体瘤	细胞	非基因修饰
98	异体内皮祖细胞（EPCs）注射液（＊）	呈诺再生医学科技（珠海横琴新区）有限公司	本品拟用于治疗大动脉粥样硬化型急性缺血性卒中	细胞	非基因修饰

续表

序号	药品名称	企业名称	适应证	一级分类	二级分类
99	人源 TH-SC01 细胞注射液（*）	江苏拓弘康恒医药有限公司	复杂性肛瘘	细胞	非基因修饰
100	人脐带间充质干细胞注射液（*）	上海爱萨尔生物科技有限公司	结缔组织病相关间质性肺病	细胞	非基因修饰
101	人脐带间充质干细胞注射液（*）	上海爱萨尔生物科技有限公司	缺血性脑卒中	细胞	非基因修饰
102	人脐带间充质干细胞注射液（*）	上海泉生生物科技有限公司	注射给药用于轻至中度急性呼吸窘迫综合征（ARDS）患者的治疗	细胞	非基因修饰
103	治疗用艾滋病核酸注射液	深圳医兑生生物医药有限公司	通过诱导和增强抗原特异性的细胞免疫反应，作为鸡尾酒治疗补充的免疫治疗，用于 HIV/AIDS 的停药后病毒控制	基因	非微生物类基因治疗药品
104	重组人 GM-CSF 溶瘤 II 型单纯疱疹病毒（OH2）注射液（Vero 细胞）	武汉滨会生物科技股份有限公司 生物创新园分公司	晚期不可手术切除、标准治疗失败的实体瘤	基因	微生物载体类基因治疗药品
105	抗 CD19/CD20 嵌合抗原受体自体 T 细胞注射液	上海赛比曼生物科技有限公司；上海赛比曼生物科技有限公司	CD19 或 CD20 阳性的复发或难治性大 B 细胞淋巴瘤	细胞	体外基因修饰
106	ELPIS 人脐带间充质干细胞注射液（*）	华夏源（上海）生物科技有限公司	重度狼疮性肾炎	细胞	非基因修饰
107	人脐带间充质干细胞注射液（*）	贵州中观生物技术有限公司	膝骨关节炎	细胞	非基因修饰
108	EXG001-307 注射液	杭州嘉因生物科技有限公司	拟定用于治疗 I 型脊髓型肌萎缩症（SMA I 型），伴有存活运动神经元 1（SMN1）基因的双等位基因突变（缺失）。	基因	微生物载体类基因治疗药品

续表

序号	药品名称	企业名称	适应证	一级分类	二级分类
109	人源脂肪间充质干细胞注射液	博品骨髓生物医药科技（上海）有限公司；博品（上海）生物医药科技有限公司	膝骨关节炎	细胞	非基因修饰
110	TAA06 注射液	博生吉医药科技（苏州）有限公司；博生吉安科细胞技术有限公司	复发／难治性神经母细胞瘤	细胞	体外基因修饰
111	赫基仑赛注射液	合源生物科技（天津）有限公司；合源生物科技（天津）有限公司	儿童和青少年 CD19 阳性的复发或难治性急性 B 细胞型淋巴细胞白血病	细胞	体外基因修饰
112	伊基仑赛注射液（＊）	南京驯鹿生物医药有限公司；南京驯鹿生物医药有限公司	AQP4-IgG 阳性的视神经脊髓炎谱系疾病	细胞	体外基因修饰
113	伊基仑赛注射液（＊）	南京驯鹿生物医药有限公司；南京驯鹿生物医药有限公司	AQP4-IgG 阳性的视神经脊髓炎谱系疾病	细胞	体外基因修饰
114	BRL-101 自体造血干祖细胞注射液	上海邦耀生物科技有限公司；上海邦耀生物科技有限公司	输血依赖型 β 地中海贫血	细胞	体外基因修饰
115	阿基仑赛注射液（＊）	复星凯特生物科技有限公司；复星凯特生物科技有限公司	一线免疫化疗无效或在一线免疫化疗后 12 个月内复发的成人大 B 细胞淋巴瘤	细胞	体外基因修饰
116	TX103 嵌合抗原受体 T 细胞注射液（＊）	福州拓新天成生物科技有限公司	TX103 阳性，既往经标准治疗失败或发生不可耐受毒性，经病理明确诊的晚期实体瘤患者	细胞	体外基因修饰

续表

序号	药品名称	企业名称	适应证	一级分类	二级分类
117	ZS801注射液	四川至善唯新生物科技有限公司	本品适用于18岁及以上男性重度、中重度B型血友病（先天性凝血因子IX缺乏症、凝血因子IX＜2%）患者出血的控制和预防	基因	微生物载体类基因治疗药品
118	HXYT-001细胞注射液	华夏英泰（北京）生物技术有限公司；北京清医药克医药科技有限公司	拟用于治疗复发/难治B细胞非霍奇金淋巴瘤（B-NHL），包括弥漫大B细胞淋巴瘤、原发纵隔大B细胞淋巴瘤、滤泡性淋巴瘤转化的弥漫大B细胞淋巴瘤、滤泡性淋巴瘤3b级、高级别B细胞淋巴瘤伴MYC和BCL2和（或）BCL6重排和高级别B细胞淋巴瘤－非特指型	细胞	体外基因修饰
119	NCR100注射液	安徽中盛溯源生物科技有限公司	膝骨关节炎	细胞	非基因修饰
120	KM1溶瘤痘苗病毒注射液	深圳市华药康明生物药业有限责任公司	拟用于晚期无有效治疗手段的恶性实体瘤	基因	微生物载体类基因治疗药品
121	人脐带同充质干细胞注射液（*）	上海泉生生物科技有限公司	注射给药用于强直性脊柱炎	细胞	非基因修饰
122	人脐带同充质干细胞注射液（*）	上海泉生生物科技有限公司	注射给药用于II度烧伤	细胞	非基因修饰
123	RY_SW01细胞注射液（*）	江苏睿源生物技术有限公司	活动性狼疮肾炎	细胞	非基因修饰
124	靶向GPC3嵌合抗原受体自体T细胞注射液	原启生物科技（上海）有限责任公司	本品拟用于治疗晚期肝细胞癌	细胞	体外基因修饰
125	GB5005嵌合抗原受体T细胞注射液（*）	上海吉倍生物技术有限公司	CD19阳性复发/难治B细胞性淋巴细胞白血病（R/R B-ALL）儿童及青少年患者	细胞	体外基因修饰

续表

序号	药品名称	企业名称	适应证	一级分类	二级分类
126	GC101 腺相关病毒注射液（＊）	北京锦篮基因科技有限公司	1 型脊髓性肌萎缩症（1 型 SMA）	基因	微生物载体类基因治疗药品
127	VGR–R01	上海天泽云泰生物医药有限公司	结晶样视网膜变性	基因	微生物载体类基因治疗药品
128	人脐带间充质干细胞注射液（＊）	北京贝来生物科技有限公司	特发性肺纤维化	细胞	非基因修饰
129	LD013 自体 T 细胞注射液	南京蓝盾生物科技有限公司	复发性卵巢癌	细胞	体外基因修饰
130	U16 注射液	上海优卡迪智造生命科技有限公司；上海优卡迪生物医药科技有限公司；上海优卡迪生物技术有限责任公司	复发或难治性非霍奇金淋巴瘤	细胞	体外基因修饰
131	JCXH–211 注射液（＊）	嘉晨西海（杭州）生物技术有限公司	拟用于治疗恶性实体瘤	基因	非微生物类基因治疗药品
132	HBG 基因修饰的自体 CD34⁺ 造血干细胞注射液	广州瑞风生物科技有限公司	输血依赖型 β 地中海贫血	细胞	体外基因修饰
133	GC101	上海精翷生物科技有限责任公司	本品用于隐性营养不良型大疱性表皮松解症（RDEB）患者难以愈合的体表伤口的移植治疗	细胞	体外基因修饰
134	GC101 腺相关病毒注射液（＊）	北京锦篮基因科技有限公司	2 型脊髓性肌萎缩症（2 型 SMA）	基因	微生物载体类基因治疗药品
135	KH631 眼用注射液（＊）	成都弘基生物科技有限公司	新生血管性（湿性）年龄相关性黄斑变性（nAMD）	基因	微生物载体类基因治疗药品

续表

序号	药品名称	企业名称	适应证	一级分类	二级分类
136	KH631 眼用注射液（*）	成都弘基生物科技有限公司	新生血管性（湿性）年龄相关性黄斑变性（nAMD）	基因	微生物载体类基因治疗药品
137	KH631 眼用注射液（*）	成都弘基生物科技有限公司	新生血管性（湿性）年龄相关性黄斑变性（nAMD）	基因	微生物载体类基因治疗药品
138	KH631 眼用注射液（*）	成都弘基生物科技有限公司	新生血管性（湿性）年龄相关性黄斑变性（nAMD）	基因	微生物载体类基因治疗药品
139	KH631 眼用注射液（*）	成都弘基生物科技有限公司	新生血管性（湿性）年龄相关性黄斑变性（nAMD）	基因	微生物载体类基因治疗药品
140	人脐带间充质干细胞膜片	京东方再生医学科技有限公司	本品拟用于治疗低射血分数冠心病	细胞	非基因修饰
141	GC304 腺相关病毒注射液	北京锦篮基因科技有限公司	高甘油三酯血症伴复发性急性胰腺炎：血浆甘油三酯超过 5.65mmol/L，且急性胰腺炎发作两次及以上，同时伴有 GPIHBP1 基因纯合或杂合突变，或 LPL 基因纯合或杂合突变，且日常规治疗高甘油三酯的患者	基因	微生物载体类基因治疗药品
142	TC-N201 注射液	广东天科雅生物医药科技有限公司	HLA-A2 和 NY-ESO-1 阳性的既往治疗失败的复发或者转移性实体瘤	细胞	体外基因修饰
143	自体 RAK 细胞注射液（*）	普华赛尔生物医疗科技有限公司；中国医学科学院肿瘤医院	2 线治疗失败的晚期肾癌患者	细胞	非基因修饰
144	自体 RAK 细胞注射液（*）	普华赛尔生物医疗科技有限公司	用于预防肝细胞癌外科根治性切除术后患者高危复发	细胞	非基因修饰
145	ZVS101e 注射液（*）	北京中因科技有限公司	结晶样视网膜变性	基因	微生物载体类基因治疗药品

续表

序号	药品名称	企业名称	适应证	一级分类	二级分类
146	ZVS101e 注射液（＊）	北京中因科技有限公司	结晶样视网膜变性	基因	微生物载体类基因治疗药品
147	人脐带间充质干细胞注射液（＊）	浙江泉生生物科技有限公司	注射给药用于失代偿期乙肝病毒肝硬化	细胞	非基因修饰
148	靶向 CD19 非病毒 PD1 定点整合 CAR-T 细胞注射液	上海邦耀生物科技有限公司；上海邦耀生物科技有限公司	复发或难治性 B 细胞非霍奇金淋巴瘤（R/R B-NHL）	细胞	体外基因修饰
149	FKC889（＊）	复星凯特生物科技有限公司；复星凯特生物科技有限公司	复发或难治性成人前体 B 细胞急性淋巴细胞白血病（成人 r/r ALL）	细胞	体外基因修饰
150	C-13-60 细胞制剂（＊）	重庆精准生物技术有限公司	适用于治疗 ≥ 18 周岁 CEA 阳性晚期恶性实体肿瘤患者	细胞	体外基因修饰
151	GC301 腺相关病毒注射液（＊）	北京锦篮基因科技有限公司	早发型庞贝病（IOPD）	基因	微生物载体类基因治疗药品
152	靶向 HLA-A*02:01/NY-ESO-1 的 TCR-T 细胞注射液	深圳普瑞金生物药业股份有限公司	不可切除、复发性或转移性的软组织肉瘤	细胞	体外基因修饰
153	BRG01 注射液（＊）	广州百吉生物制药有限公司	本品拟用于治疗复发/转移性 EBV 阳性鼻咽癌	细胞	体外基因修饰
154	LX102 注射液	朗信启昇（苏州）生物制药有限公司	用于治疗确诊的新生血管性年龄相关性黄斑变性（nAMD）患者	基因	微生物载体类基因治疗药品
155	CG-BM1 异体人骨髓间充质干细胞注射液（＊）	广州赛隽生物科技有限公司	慢加急性肝衰竭（ACLF）	细胞	非基因修饰

续表

序号	药品名称	企业名称	适应证	一级分类	二级分类
156	自体抗 CLL-1 嵌合抗原受体 T 细胞注射液（*）	广州百暨基因科技有限公司	本品拟用于治疗复发难治性急性髓系白血病（R/R AML）	细胞	体外基因修饰
157	ASP7517 注射液	Astellas Pharma Global Development, Inc.; Takara Bio Inc.; 安斯泰来制药（中国）有限公司	复发 / 难治性急性髓系白血病和复发 / 难治性高危骨髓增生异常综合征	基因	微生物载体类基因治疗药品
158	SVN53-67/M57-KLH 肽疫苗	上海复星医药产业发展有限公司	本品联合替莫唑胺辅助治疗初诊的胶质母细胞瘤	其他	新生抗原类
159	Olvi-Vec 注射液（*）	吉恩勒克斯公司；恒翼生物医药（上海）股份有限公司；吉恩勒克斯公司商业生产机构	拟用于铂类复发或难治性小细胞肺癌患者的治疗	基因	微生物载体类基因治疗药品
160	Olvi-Vec 注射液（*）	吉恩勒克斯公司；恒翼生物医药（上海）股份有限公司；吉恩勒克斯公司商业生产机构	拟用于新诊断的 III / IV 期卵巢癌的治疗	基因	微生物载体类基因治疗药品
161	SQZ-AAC-HPV	爱恩康临床医学研究（北京）有限公司	拟用于治疗人乳头瘤病毒（HPV）16 阳性（+）且人类白细胞抗原（HLA）-A*02 阳性（+）的晚期局部复发性或转移性实体瘤，包括子宫颈癌，肛门癌，头颈癌等	细胞	体外基因修饰
162	FT-001 注射液	方拓生物科技（苏州）有限公司	RPE65 双等位基因变异相关视网膜变性	基因	微生物载体类基因治疗药品
163	靶向 Survivin DC 细胞注射液	启辰生生物科技（珠海）有限公司；北京启辰生生物科技有限公司	原发性脑胶质母细胞瘤的术后治疗	细胞	体外基因修饰

续表

序号	药品名称	企业名称	适应证	一级分类	二级分类
164	RC1012 注射液	瑞创生物技术有限公司	预防急性髓系白血病异基因造血干细胞移植后复发	细胞	非基因修饰
165	自体淋巴细胞注射液（＊）	北京康爱瑞浩生物科技股份有限公司	肝细胞癌癌根治术后伴高复发风险人群的辅助治疗	细胞	非基因修饰
166	人 iPSC 来源心肌细胞注射液	南京艾尔普再生医学科技有限公司	严重慢性缺血性心力衰竭	细胞	体外基因修饰
167	GS1191-0445 注射液	苏州华毅乐健生物科技有限公司	先天性凝血因子Ⅷ缺乏引起的血友病 A	基因	微生物载体类基因治疗药品
168	ZLT-001 注射液	广州智瓴生物医药有限公司；广州智瓴生物医药有限公司	宫颈癌	细胞	非基因修饰
169	注射用间充质干细胞（脐带）（＊）	天津昂赛细胞基因工程有限公司	主要适应证：外伤性脊髓损伤	细胞	非基因修饰
170	IBR854 细胞注射液（＊）	英百瑞（杭州）生物医药有限公司；英百瑞（杭州）生物医药有限公司	不可切除的局部晚期或转移性且目前无或不耐受标准治疗的实体瘤患者的治疗	细胞	体外基因修饰
171	IBR854 细胞注射液（＊）	英百瑞（杭州）生物医药有限公司；英百瑞（杭州）生物医药有限公司	不可切除的局部晚期或转移性且目前无或不耐受标准治疗的实体瘤患者的治疗	细胞	体外基因修饰
172	GC001 溶瘤痘苗病毒注射液（＊）	杭州功楚生物科技有限公司	晚期或转移性实体瘤	基因	微生物载体类基因治疗药品

续表

序号	药品名称	企业名称	适应证	一级分类	二级分类
173	NMM 肿瘤治疗性 DNA 疫苗裸质粒粒注射液	固安鼎泰海规生物科技有限公司	拟用于实体瘤，包括但不限于乳腺癌、黑色素瘤、皮肤癌、甲状腺癌等，及淋巴瘤患者的治疗	基因	非微生物类基因治疗药品
174	HV-101 注射液	杭州厚无生物医药科技有限公司；广东天科雅生物医药科技有限公司	既往治疗失败的复发或者转移性实体瘤	细胞	非基因修饰
175	PD-1 基因定制活化 T 细胞注射液	安徽柯顿生物科技有限公司	肝细胞癌	细胞	体外基因修饰
176	GC012F 注射液（*）	苏州亘喜生物科技有限公司（上海）；亘喜生物科技有限公司	复发难治性多发性骨髓瘤。	细胞	体外基因修饰
177	ELPIS 人脐带间充质干细胞注射液（*）	华夏源（上海）生物科技有限公司	慢加急性（亚急性）肝衰竭	细胞	非基因修饰
178	VUM02 注射液（*）	武汉光谷中源药业有限公司	失代偿期肝硬化	细胞	非基因修饰
179	华通氏胶间充质干细胞注射液	深圳博雅感知药业有限公司	膝骨关节炎	细胞	非基因修饰
180	KD-025 细胞注射液	南京凯地医疗技术有限公司	NKG2DL 阳性晚期实体瘤	细胞	体外基因修饰
181	重组人 IL12/15-PDL1B 单纯疱疹 I 型溶瘤病毒注射液（Vero 细胞）	中生复诺健生物科技（上海）有限公司	本品联合卡瑞利珠单抗治疗既往治疗至少接受过一线治疗方案治疗的晚期原发性肝细胞癌患者	基因	微生物载体类基因治疗药品

续表

序号	药品名称	企业名称	适应证	一级分类	二级分类
182	自分泌 PD1 抗体靶向同皮素嵌合抗原受体 T 细胞注射液	上海细胞治疗集团药物技术有限公司	同皮素阳性的晚期恶性实体肿瘤	细胞	体外基因修饰
183	重组人 IL-21 溶瘤痘病毒注射液（hV01）	杭州康万达医药科技有限公司	本品拟用于治疗具有可注射病灶的晚期难治/复发性恶性实体瘤	基因	微生物载体类基因治疗药品
184	LK101 注射液	北京立康生命科技有限公司	晚期实体瘤（肝癌）	其他	新生抗原类
185	迪诺仑赛注射液	北京永泰瑞科生物科技有限公司；北京永泰瑞科技生物科技有限公司	CD19 阳性的复发或难治性弥漫大 B 细胞淋巴瘤	细胞	体外基因修饰
186	人脐带间充质干细胞注射液（＊）	深圳市茵冠生物科技有限公司	急性缺血性脑卒中	细胞	非基因修饰
187	C5252 疱疹病毒注射液	深圳市亦诺微医药科技有限公司	颅脑肿瘤	基因	微生物载体类基因治疗药品
188	VUM02 注射液（＊）	武汉光谷中源药业有限公司	特发性肺纤维化	细胞	非基因修饰
189	GC301 腺相关病毒注射液（＊）	北京锦篮基因科技有限公司	晚发型庞贝病（LOPD）	基因	微生物载体类基因治疗药品
190	BRC01 注射液（＊）	广州百吉生物制药有限公司	本品拟用于治疗复发/难治性 EBV 阳性淋巴瘤	细胞	体外基因修饰
191	注射用 P01	杭州纽安津生物科技有限公司	实体瘤根治术后具高复发风险患者，包括 I / II / III 期复发结肠癌、胰腺癌；II / III 期食管癌、肝细胞癌；III 期肠癌、胃癌和黑色素瘤	细胞	体外基因修饰

续表

序号	药品名称	企业名称	适应证	一级分类	二级分类
192	ELPIS 人脐带间充质干细胞注射液（*）	华夏源（上海）生物科技有限公司	中、重度宫腔粘连	细胞	非基因修饰
193	瑞基奥仑赛注射液（*）	上海药明巨诺生物科技有限公司	本品用于治疗中重度难治性系统性红斑狼疮	细胞	体外基因修饰
194	GC101 腺相关病毒注射液（*）	北京锦篮基因科技有限公司	分类：神经系统疾病药物3 型脊髓性肌萎缩症（3 型 SMA）	基因	微生物载体类基因治疗药品
195	IMC002 注射液	苏州易慕峰生物科技有限公司	CLDN18.2 表达阳性的晚期消化系统肿瘤，包括但不限于晚期胃癌/食管胃结合部癌、晚期胰腺癌等	细胞	体外基因修饰
196	重组人内皮抑素腺病毒注射液	广州达博生物制品有限公司	用于头颈部鳞癌等实体肿瘤的治疗	基因	微生物载体类基因治疗药品
197	HY004 细胞注射液（*）	合源生物科技（天津）有限公司；合源生物科技（天津）有限公司	复发或难治性 B 细胞非霍奇金淋巴瘤	细胞	体外基因修饰
198	HY004 细胞注射液（*）	合源生物科技（天津）有限公司；合源生物科技（天津）有限公司	成人复发或难治性 B 细胞急性淋巴细胞白血病	细胞	体外基因修饰
199	CT041 自体 CAR T 细胞注射液	上海科济制药有限公司	用于 CLDN18.2 表达阳性的胰腺癌术后辅助治疗	细胞	体外基因修饰
200	NFS-02 眼用注射液	武汉纽福斯生物科技有限公司；纽福斯（苏州）生物科技有限公司；纽福斯（苏州）生物科技有限公司	Leber 遗传性视神经病变（G3460A）	基因	微生物载体类基因治疗药品

续表

序号	药品名称	企业名称	适应证	一级分类	二级分类
201	CAStem 细胞注射液（＊）	北京泽辰星星生物科技有限公司；北京泽辉辰星生物科技有限公司	同质性肺疾病急性加重	细胞	非基因修饰
202	BD111 注射液	上海本导基因技术有限公司	拟定的适应证为 I 型单纯疱疹病毒性基质型角膜炎	基因	微生物载体类基因治疗药品
203	HG004 眼用注射液（＊）	辉大（上海）生物科技有限公司	2 型 Leber 先天性黑矇（LCA2）	基因	微生物载体类基因治疗药品
204	HG004 眼用注射液（＊）	辉大（上海）生物科技有限公司	2 型 Leber 先天性黑矇（LCA2）	基因	微生物载体类基因治疗药品
205	瑞基奥仑赛注射液（＊）	上海药明巨诺生物科技有限公司	本品用于一线治疗失败后不适合高剂量化疗和自体干细胞移植的成人复发或难治性侵袭性 B 细胞非霍奇金淋巴瘤	细胞	体外基因修饰
206	FT-003 注射液（＊）	方拓生物科技（苏州）有限公司	新生血管性年龄相关性黄斑变性	基因	微生物载体类基因治疗药品
207	NCR300 注射液（＊）	安徽中盛溯源生物科技有限公司	骨髓增生异常综合征（MDS）	细胞	体外基因修饰
208	人脐带间充质干细胞注射液（＊）	北京贝来生物科技有限公司；北京贝来药业有限公司	阿尔茨海默病	细胞	非基因修饰
209	AL-001 眼用注射液	北京安龙生物医药有限公司	AL-001 眼用注射液拟用于治疗湿性年龄相关性黄斑变性（wAMD）	基因	微生物载体类基因治疗药品
210	个性化树突状细胞注射液	中生康元生物科技（北京）有限公司	拟用于治疗恶性实体肿瘤	其他	新生抗原类

序号	药品名称	企业名称	适应证	一级分类	二级分类
211	HRYZ-T101 注射液	恒瑞源正（上海）生物科技有限公司；恒瑞源正（广州）生物科技有限公司	人乳头瘤病毒 18 亚型阳性（HPV18⁺）的实体瘤	细胞	体外基因修饰
212	NWRD06 裸质粒 DNA 注射液	诺未科技（台州）有限公司；诺未科技（北京）有限公司	临床拟用于 GPC3 阳性原发性肝细胞癌根治术后患者	基因	非微生物类基因治疗药品
213	人脐带间充质干细胞注射液（＊）	苏州拓华生物科技有限公司	适应证为中/重度急性呼吸窘迫综合征	细胞	非基因修饰
214	靶向 BCMA-CD19 的安全型嵌合抗原受体 T 细胞注射液	湖南思为康医药有限公司	复发、难治性多发性骨髓瘤	细胞	体外基因修饰
215	CBG002 CAR-T 细胞注射液	浙江康佰裕生物科技有限公司	复发或难治性多发性骨髓瘤	细胞	体外基因修饰
216	EXG102-031 眼用注射液	杭州嘉因生物科技有限公司	拟用于湿性年龄相关性黄斑变性（wAMD）	基因	微生物载体类基因治疗药品
217	VUM02 注射液（＊）	武汉光谷中源药业有限公司	慢加急性（亚急性）肝衰竭	细胞	非基因修饰
218	VUM02 注射液（＊）	武汉光谷中源药业有限公司	中、重度急性呼吸窘迫综合征	细胞	非基因修饰
219	SW0715 注射液	斯微（上海）生物科技股份有限公司	用于治疗复发/转移期晚期恶性实体瘤（如浅表晚期实体瘤：乳腺癌、头颈癌、黑色素瘤；如深层晚期实体瘤：非小细胞肺癌、胃癌、结直肠癌）	基因	非微生物类基因治疗药品

续表

序号	药品名称	企业名称	适应证	一级分类	二级分类
220	UCMYM802	上海优替济生生物医药有限公司	本品拟用于治疗 MSLN 阳性晚期实体肿瘤	细胞	体外基因修饰
221	SDT-T002 细胞注射液	赛德特（北京）生物工程有限公司	用于治疗经标准治疗失败的晚期肝细胞癌患者	细胞	非基因修饰
222	人骨髓间充质干细胞注射液（*）	九芝堂美科（北京）细胞技术有限公司	用于治疗自身免疫性肺泡蛋白沉积症	细胞	非基因修饰
223	人脂肪间充质干细胞注射液（*）	北京爱格干细胞科技有限公司	用于治疗系统性硬化症手部皮肤病变	细胞	非基因修饰
224	人源 TH-SC01 细胞注射液（*）	江苏拓弘康恒医药有限公司	放射性直肠炎	细胞	非基因修饰
225	ABO2011 注射液（*）	艾博生物科技（上海）有限公司；苏州艾博生物科技有限公司；艾博生物科技（上海）有限公司；苏州艾博生物科技有限公司	系统化标准治疗后进展或转移的晚期实体瘤	基因	非微生物类基因治疗药品
226	新邦干细胞注射液	山东兴瑞生物科技有限公司	膝骨关节炎	细胞	非基因修饰
227	人脐带间充质干细胞注射液（*）	上海莱馥医疗科技有限公司；上海莱馥医疗科技有限公司	间质性肺病	细胞	非基因修饰
228	人脐带间充质干细胞注射液（*）	杭州易文赛生物技术有限公司	中、重度急性呼吸窘迫综合征	细胞	非基因修饰

序号	药品名称	企业名称	适应证	一级分类	二级分类
229	SENL101 自体 T 细胞注射液	河北森朗生物科技有限公司	成人复发或难治性 T 淋巴母细胞淋巴瘤 / 白血病（T-LBL/ALL）	细胞	体外基因修饰
230	人前脑神经前体细胞注射液	浙江霍德生物工程有限公司	缺血性脑卒中偏瘫后遗症	细胞	非基因修饰
231	ZS802 注射液	四川至善唯新生物科技有限公司	重度血友病 A	基因	微生物载体类基因治疗药品
232	IM83 嵌合抗原受体 T 细胞注射液（IM83 CAR-T 细胞注射液）（*）	北京艺妙神州医药科技有限公司	GPC3 阳性肿瘤	细胞	体外基因修饰
233	IBI346	信达细胞制药（苏州）有限公司	复发 / 难治多发性骨髓瘤	细胞	体外基因修饰
234	抗人 CD70 T 细胞注射液	上海恒润达生生物科技股份有限公司	晚期 / 转移性肾癌	细胞	体外基因修饰
235	重组人 5 型腺病毒注射液	上海三维生物技术有限公司；上海三维生物技术有限公司	恶性腹腔积液	基因	微生物载体类基因治疗药品
236	FT-004 注射液	方拓生物科技（苏州）有限公司	血友病 B（内源性 FIX 活性 ≤ 2%）	基因	微生物载体类基因治疗药品
237	靶向 CD19 的嵌合抗原受体基因修饰的 NK 细胞注射液（*）	上海先博生物科技有限公司	本品拟用于治疗既往接受至少 2 线系统治疗后复发和（或）难治性大 B 细胞淋巴瘤成人患者	细胞	体外基因修饰
238	靶向 CD19 的嵌合抗原受体基因修饰的 NK 细胞注射液（*）	上海先博生物科技有限公司	本品拟用于治疗既往接受至少 2 线系统治疗后复发和（或）难治性大 B 细胞淋巴瘤成人患者	细胞	体外基因修饰

续表

序号	药品名称	企业名称	适应证	一级分类	二级分类
239	靶向 CD19 的嵌合抗原受体基因修饰的 NK 细胞注射液（*）	上海先博生物科技有限公司	本品拟用于治疗既往接受至少 2 线系统治疗后复发和（或）难治性大 B 细胞淋巴瘤成人患者	细胞	体外基因修饰
240	GT201 注射液	苏州沙砾生物科技有限公司	复发或者转移性的实体瘤	细胞	非基因修饰
241	VGM-R02b	上海天泽云泰生物医药有限公司	戊二酸血症 I 型	基因	微生物载体类基因治疗药品
242	LM103 注射液	苏州蓝马医疗技术有限公司	本品拟用于治疗晚期实体肿瘤	细胞	非基因修饰
243	QN-019a 细胞注射液	杭州启函生物科技有限公司	用于治疗 CD19 阳性的复发难治性 B 细胞非霍奇金淋巴瘤（B-NHL）	细胞	体外基因修饰
244	靶向 CD19 基因修饰的异体嵌合抗原受体 T 细胞注射液（*）	上海邦耀生物科技有限公司	18~70 周岁（含临界值）复发或难治性 B 细胞急性淋巴细胞白血病	细胞	体外基因修饰
245	重组 NV-A01 腺病毒注射液	南京诺唯生物科技有限公司	用于晚期恶性实体瘤	基因	微生物载体类基因治疗药品
246	ReTO1 ACT 注射液	北京安沛森生物医药有限公司	晚期实体瘤	细胞	非基因修饰
247	人源多巴胺能前体细胞注射液（*）	武汉睿健医药科技有限公司	帕金森病	细胞	体外基因修饰
248	BBM-H803 注射液	上海勃亦生物科技有限公司；上海信致医药科技有限公司	血友病 A	基因	微生物载体类基因治疗药品

续表

序号	药品名称	企业名称	适应证	一级分类	二级分类
249	靶向 GPRC5D 嵌合抗原受体自体 T 细胞注射液	原启生物科技（上海）有限责任公司	本品拟用于治疗复发难治多发性骨髓瘤	细胞	体外基因修饰
250	靶向 CD19 的嵌合抗原受体基因修饰的 NK 细胞注射液（*）	上海先博生物科技有限公司	本品拟用于治疗复发或难治性 B 细胞急性淋巴细胞白血病成人患者	细胞	体外基因修饰
251	靶向 CD19 的嵌合抗原受体基因修饰的 NK 细胞注射液（*）	上海先博生物科技有限公司	本品拟用于治疗复发或难治性 B 细胞急性淋巴细胞白血病成人患者	细胞	体外基因修饰
252	靶向 CD19 的嵌合抗原受体基因修饰的 NK 细胞注射液（*）	上海先博生物科技有限公司	本品拟用于治疗复发或难治性 B 细胞急性淋巴细胞白血病成人患者	细胞	体外基因修饰
253	HDCD19CAR-T 细胞（*）	华道（上海）生物医药有限公司	本次申请适应证：r/r B-ALL（难治或复发的 B 细胞急性淋巴细胞白血病）	细胞	体外基因修饰
254	FT-003 注射液（*）	方拓生物科技（苏州）有限公司	糖尿病黄斑水肿	基因	微生物载体类基因治疗药品
255	KQ-2003 自体嵌合抗原受体 T 细胞注射液（*）	上海科棋药业科技有限公司	已经接受过三线或者更多线治疗的复发／难治性多发性骨髓瘤	细胞	体外基因修饰
256	血液净化用间充质干细胞	广东乾晖生物科技有限公司	肝衰竭（急性期）	细胞	非基因修饰
257	RY_SW01 细胞注射液（*）	江苏睿源生物技术有限公司	系统性硬化症	细胞	非基因修饰
258	YH01 注射液	北京因美未来生物医药科技有限公司	恶性实体肿瘤	基因	微生物载体类基因治疗药品

续表

序号	药品名称	企业名称	适应证	一级分类	二级分类
259	SGN1 注射液（ * ）	广州华津医药科技有限公司	晚期实体瘤	基因	微生物载体类基因治疗药品
260	SGN1 注射液（ * ）	广州华津医药科技有限公司	晚期实体瘤	基因	微生物载体类基因治疗药品
261	CUD002 注射液	四川康德赛医疗科技有限公司	本品拟用于治疗难治性／耐药复发性卵巢癌	其他	新生抗原类
262	IHS002 人脐带间充质干细胞	无锡华泰创新药物研究院有限公司	烧伤创面和慢性创面的修复	细胞	非基因修饰
263	KT032 细胞注射液	南京卡提医学科技有限公司	间皮素阳性的晚期卵巢癌	细胞	体外基因修饰
264	人脐带间充质干细胞注射液（ * ）	广州汉密顿生物科技有限公司；武汉汉密顿生物科技股份有限公司	膝关节骨性关节炎	细胞	非基因修饰
265	NGGT001 注射液	苏州诺洁贝生物技术有限公司	结晶样视网膜变性（ BCD ）	基因	微生物载体类基因治疗药品
266	重组人 nsIL12 溶瘤腺病毒注射液	北京锤特生物科技有限公司	治疗恶性实体肿瘤	基因	微生物载体类基因治疗药品
267	MC-1-50 细胞制剂（ * ）	重庆精准生物技术有限公司	本品用于治疗≥ 18 岁复发／难治性 CD19 阳性 B 细胞非霍奇金淋巴瘤患者	细胞	体外基因修饰
268	SKG0106 眼内注射溶液（ * ）	揽月生物医药科技（杭州）有限公司	新生血管性年龄相关性黄斑变性（ nAMD ）	基因	微生物载体类基因治疗药品

续表

序号	药品名称	企业名称	适应证	一级分类	二级分类
269	ELPIS 人脐带间充质干细胞注射液（*）	江西华夏源生物科技有限公司；华夏源（上海）生物科技有限公司	中、重度活动性炎症性肠病	细胞	非基因修饰
270	NWRD08 裸质粒 DNA 注射液	诺未科技（北京）有限公司；诺未生物技术（无锡）有限公司	宫颈 HPV16 和（或）HPV18 阳性的 HSIL 患者	基因	非微生物载体类基因治疗药品
271	VUM02 注射液（*）	武汉光谷中源药业有限公司	激素治疗失败的 II 度至 IV 度急性移植物抗宿主病	细胞	非基因修饰
272	多抗原自体免疫细胞注射液（*）	恒瑞源正（深圳）生物科技有限公司；恒瑞源正（上海）生物科技有限公司	晚期软组织肉瘤	细胞	非基因修饰
273	重组溶瘤腺病毒注射剂（KD01）	武汉凯德维诺基因生物技术有限公司	本品适用于治疗晚期实体瘤	基因	微生物载体类基因治疗药品
274	靶向 CD19 和 CD22 的嵌合抗原受体自体 T 细胞注射液	上海医药集团生物治疗技术有限公司	儿童和青少年 CD19⁺ 和（或）CD22⁺ 复发或难治性 B 系急性淋巴细胞白血病	细胞	体外基因修饰
275	RRG001 眼内注射液	上海鼎新基因科技有限公司；和元生物技术（上海）股份有限公司	新生血管性年龄相关性黄斑变性（nAMD）	基因	微生物载体类基因治疗药品
276	VG2062	上海复诺健生物科技有限公司；复诺健生物科技（南通）有限公司；深圳复诺健生物科技有限公司	晚期实体瘤	基因	微生物载体类基因治疗药品

续表

序号	药品名称	企业名称	适应证	一级分类	二级分类
277	FT-002 注射液	方拓生物科技（苏州）有限公司	RPGR 基因变异相关的 X 连锁视网膜色素变性	基因	微生物载体类基因治疗药品
278	自体抗 CLL-1 嵌合抗原受体 T 细胞注射液（*）	广州百暨基因科技有限公司	本品拟用于治疗 3~18 岁儿童复发难治性急性髓系白血病（R/R AML）	细胞	体外基因修饰
279	VT-101 注射液	江苏万戎生物医药科技有限公司；江苏万邦医药科技有限公司；和元生物技术（上海）股份有限公司	晚期头颈部鳞癌、黑色素瘤和乳腺癌等实体瘤	基因	微生物载体类基因治疗药品
280	异体内皮祖细胞（EPCs）注射液（*）	呈诺再生医学科技（北京）有限公司	本品拟用于治疗严重下肢缺血	细胞	非基因修饰
281	NCR300 注射液（*）	安徽中盛溯源生物科技有限公司	预防急性髓系白血病异基因造血干细胞移植后复发	细胞	体外基因修饰
282	GKL-006 注射液（*）	北京基因启明生物科技有限公司	用于治疗肝细胞癌	细胞	非基因修饰
283	CRTE7A2-01 TCR-T 细胞注射液	北京可瑞生物科技有限公司	HPV16 阳性 HLA-A*02:01 阳性晚期实体肿瘤（宫颈癌、头颈部肿瘤、肛门癌和其他肿瘤类型）	细胞	体外基因修饰
284	SCG101 自体 T 细胞注射液（*）	星汉德生物医药（大连）有限公司	乙型肝炎病毒相关肝内胆管癌	细胞	体外基因修饰
285	注射用重组溶瘤病毒 M1	广州威溶特医药科技有限公司	局部晚期/转移性实体瘤	基因	新兴微生物
286	T3011 疱疹病毒注射液（*）	上海医药集团股份有限公司	晚期实体瘤。	基因	微生物载体类基因治疗药品

续表

序号	药品名称	企业名称	适应证	一级分类	二级分类
287	HS-IT101 注射液	青岛华赛伯曼医学细胞生物有限公司	晚期实体瘤（包括但不限于非小细胞肺癌、乳腺癌、宫颈癌等）	细胞	非基因修饰
288	REV001 注射液	上海行深生物科技有限公司	晚期实体瘤	基因	微生物载体类基因治疗药品
289	MC-1-50 细胞制剂（*）	重庆精准生物技术有限公司	本品用于治疗≥18 周岁复发/难治性 CD19 阳性 B 细胞急性淋巴细胞白血病患者	细胞	体外基因修饰
290	C-13-60 细胞制剂（*）	重庆精准生物技术有限公司	本品适用于≥18 周岁 CEA 阳性晚期恶性肿瘤患者。包括结直肠癌、食管癌、胃癌、胰腺癌、非小细胞型肺癌、乳腺癌、胆管癌等	细胞	体外基因修饰
291	SKG0201 注射液	揽月生物医药科技（杭州）有限公司	I 型脊髓性肌萎缩症（SMA）	基因	微生物载体类基因治疗药品
292	人源多巴胺能前体细胞注射液（*）	睿健医药科技（苏州）有限公司；武汉睿健医药科技有限公司	患者发病年龄早于 50 岁的早发型帕金森病，该适应证于 2018 年 5 月被国家卫健委列入第一批次罕见病目录	细胞	体外基因修饰
293	人脂防间充质干细胞注射液（*）	北京爱格干细胞科技有限公司	用于治疗局灶性硬皮病头面部及四肢皮肤硬化	细胞	非基因修饰
294	UNODC0407 注射液	广东优诺生物医药科技有限公司	本品适应证为免疫相关的实体瘤；本次临床试验适应证为不可手术切除的局部进展期胰腺癌或转移性胰腺癌	细胞	非基因修饰
295	HD003 细胞	华道（上海）生物医药有限公司	r/r MM（复发或难治性多发性骨髓瘤）	细胞	体外基因修饰
296	IBR733 细胞注射液	英百瑞（杭州）生物医药有限公司	急性髓性白血病	细胞	体外基因修饰

续表

序号	药品名称	企业名称	适应证	一级分类	二级分类
297	自体肿瘤浸润淋巴细胞注射液	武汉轲寿科技有限公司；海南轲寿科技有限公司	拟用于肝癌等实体瘤的治疗	细胞	非基因修饰
298	HGI-001 注射液	深圳市禾沐基因生物技术有限责任公司	本品拟用于治疗输血依赖型 β 地中海贫血	细胞	体外基因修饰
299	GC012F 注射液（＊）	百暨生物科技（上海）有限公司；苏州百暨生物科技有限公司	难治性系统性红斑狼疮	细胞	体外基因修饰
300	RJMty19 注射液（＊）	浙江瑞加美生物科技有限公司	复发/难治性自身免疫性疾病	细胞	体外基因修饰
301	人脐带间充质干细胞注射液（＊）	贵州中观生物技术有限公司	早期（ARCO I 期）或 II 期）非创伤性股骨头坏死。	细胞	非基因修饰
302	SNC109 注射液	上海先博生物科技有限公司	本品拟用于治疗复发胶质母细胞瘤患者	细胞	体外基因修饰
303	人脐带间充质干细胞注射液（＊）	杭州易文赛生物技术有限公司	中重度特应性皮炎	细胞	非基因修饰
304	重组人 IL12/15 单纯疱疹 I 型双调控溶瘤病毒注射液（Vero 细胞）	上海复诺健生物科技有限公司	本品适用于治疗晚期实体瘤	基因	微生物载体类基因治疗药品
305	IM83 嵌合抗原受体 T 细胞注射液（IM83 CAR-T 细胞注射液）（＊）	北京艺妙医疗科技有限公司	GPC3 阳性肿瘤	细胞	体外基因修饰
306	GC001 溶瘤痘苗病毒注射液（＊）	杭州功楚生物科技有限公司	标准治疗失败或标准治疗不耐受的复发或进展性脑胶质瘤患者	基因	微生物载体类基因治疗药品

续表

序号	药品名称	企业名称	适应证	一级分类	二级分类
307	CC0070 注射液（*）	乐普生物科技股份有限公司	非肌层浸润性膀胱癌	基因	微生物载体类基因治疗药品
308	重组人 REIC/Dkk-3 基因复制缺陷 5 型腺病毒注射液	桃太郎源株式会社；爱丙科（上海）基因技术有限公司；宝生物株式会社	复发性恶性胸膜间皮瘤	基因	微生物载体类基因治疗药品
309	JNJ-81201887（AAVCAGsCD59）（*）	Janssen Research & Development, LLC; Catalent Maryland BioPark (BPK); Janssen Research & Development, A Division of Janssen Pharmaceutica NV; Catalent Pharma Solutions LLC; 强生（中国）投资有限公司	用于治疗继发于年龄相关性黄斑变性的地图样萎缩和湿性年龄相关性黄斑变性成人患者	基因	微生物载体类基因治疗药品
310	JNJ-81201887（AAVCAGsCD59）（*）	Janssen Research & Development, LLC; Catalent Maryland BioPark (BPK); Janssen Research & Development, A Division of Janssen Pharmaceutica NV; Catalent Pharma Solutions LLC; 强生（中国）投资有限公司	用于治疗继发于年龄相关性黄斑变性的地图样萎缩和湿性年龄相关性黄斑变性成人患者	基因	微生物载体类基因治疗药品

续表

序号	药品名称	企业名称	适应证	一级分类	二级分类
311	AAV5-hRKp.RPGR 眼内注射溶液（＊）	Janssen Research & Development, LLC; MeiraGTx UK II Limited; MeiraGTx UK II Limited; Thermo Electron Limited, Thermo Fisher Scientific, Fisher BioServices Division; 强生（中国）投资有限公司	本品是一种基于腺相关病毒载体的基因治疗药物，适用于治疗视网膜色素变异相关 X 连锁型视网膜色素变性（RPGR XLRP）的患者。患者必须经治疗医师确定有足量存活视网膜细胞	基因	微生物载体类基因治疗药品
312	AAV5-hRKp.RPGR 眼内注射溶液（＊）	Janssen Research & Development, LLC; MeiraGTx UK II Limited; MeiraGTx UK II Limited; Thermo Electron Limited, Thermo Fisher Scientific, Fisher BioServices Division; 强生（中国）投资有限公司	本品是一种基于腺相关病毒载体的基因治疗药物，适用于治疗视网膜色素变异相关 X 连锁型视网膜色素变性（RPGR XLRP）的患者。患者必须经治疗医师确定有足量存活视网膜细胞	基因	微生物载体类基因治疗药品
313	人脐带间充质干细胞注射液（＊）	上海莱馥医疗科技有限公司	间质性肺病	细胞	非基因修饰
314	KL003 细胞注射液	康霖生物科技（杭州）有限公司	输血依赖型 β 地中海贫血症	细胞	体外基因修饰
315	BD211 自体 CD34⁺ 造血干细胞注射液	上海本导基因技术有限公司	输血依赖型 β 地中海贫血	细胞	非基因修饰

续表

序号	药品名称	企业名称	适应证	一级分类	二级分类
316	靶向磷脂酰肌醇蛋白多糖-3 嵌合抗原受体修饰的自体 T 细胞注射液（*）	科济生物医药（上海）有限公司	手术切除后出现复发风险的 GPC3 阳性的 Ⅲ a 期 HCC	细胞	体外基因修饰
317	人脐带间充质干细胞注射液（*）	上海莱馥医疗科技有限公司	伴有肺间质异常的慢性阻塞性肺疾病	细胞	非基因修饰
318	RJMty19 注射液（*）	广东瑞顺生物技术有限公司	复发性 B 细胞非霍奇金淋巴瘤	细胞	体外基因修饰
319	BRL03 注射液	广州百吉生物制药有限公司	本品拟用于治疗 EBV 阳性晚期实体瘤患者，包括鼻咽癌、肺淋巴上皮瘤样癌和胃腺癌	细胞	体外基因修饰
320	人脐带间充质干细胞注射液（*）	天士力医药集团股份有限公司	伴冠状动脉旁路移植术指征的慢性缺血性心肌病导致的慢性心力衰竭（心衰）	细胞	非基因修饰
321	LY-M001 注射液	凌意（杭州）生物科技有限公司	Ⅰ 型或 Ⅲ 型戈谢病（GD）	基因	微生物载体类基因治疗药品
322	TX103 嵌合抗原受体 T 细胞注射液（*）	福州拓新天成生物科技有限公司	复发或进展的 4 级脑胶质瘤	细胞	体外基因修饰
323	人脐带间充质干细胞注射液（*）	深圳市茵冠生物科技有限公司	中、重度活动期溃疡性结肠炎	细胞	非基因修饰
324	ARC01 注射液	南京奥罗生物科技有限公司	本品适用于治疗复发和转移性 HPV16 阳性实体瘤	基因	非微生物类基因治疗药品
325	BST02 注射液	广州百吉生物制药有限公司	本品拟用于治疗晚期肝癌（包括肝细胞癌和肝内胆管癌）	细胞	非基因修饰
326	YTS104 细胞注射液	华夏英泰（北京）生物技术有限公司	复发/难治髓系白血病	细胞	体外基因修饰

续表

序号	药品名称	企业名称	适应证	一级分类	二级分类
327	PD-1基因编辑T细胞注射液	美杰赛尔（北京）生物科技有限公司	本品为PD-1基因敲除的自体T细胞制剂，用于18~75岁的晚期非小细胞肺癌患者	细胞	体外基因修饰
328	伊基奥仑赛注射液（*）	南京驯鹿生物医药有限公司	难治性全身型重症肌无力	细胞	体外基因修饰
329	注射用同充质干细胞（脐带）（*）	天津昂赛细胞基因工程有限公司	急性缺血性脑卒中	细胞	非基因修饰
330	GMCN-508B自体造血干祖细胞注射液	中吉智药（南京）生物技术有限公司	输血依赖型β地中海贫血	细胞	体外基因修饰
331	ZS805注射液	四川至善唯新生物科技有限公司	法布雷	基因	微生物载体类基因治疗药品
332	靶向CD19的嵌合抗原受体基因修饰的NK细胞注射液（*）	上海先博生物科技有限公司	本品拟用于治疗中重度难治性系统性红斑狼疮患者	细胞	体外基因修饰
333	靶向CD19的嵌合抗原受体基因修饰的NK细胞注射液（*）	上海先博生物科技有限公司	本品拟用于治疗中重度难治性系统性红斑狼疮患者	细胞	体外基因修饰
334	靶向CD19的嵌合抗原受体基因修饰的NK细胞注射液（*）	上海先博生物科技有限公司	本品拟用于治疗中重度难治性系统性红斑狼疮患者	细胞	体外基因修饰
335	ZVS203e注射液	北京中因制药有限公司	用于治疗携带RHO-R135W（RHO c.403C>T）突变的视网膜色素变性（RP）患者。	基因	微生物载体类基因治疗药品
336	人脐带间充质干细胞注射液（*）	浙江泉生生物科技有限公司	注射给药用于慢性阻塞性肺疾病	细胞	非基因修饰

续表

序号	药品名称	企业名称	适应证	一级分类	二级分类
337	aT19 注射液	北京永泰瑞科生物科技有限公司	25 岁（含）以下复发／难治 B 细胞急性淋巴细胞白血病，靶向 CD19 CAR-T 细胞治疗后临床获益的患者	细胞	体外基因修饰
338	WG1025	北京唯源立康生物科技股份有限公司	营养不良型大疱性表皮松解症	基因	微生物载体类基因治疗药品
339	JWK001 注射液	成都金唯科生物科技有限公司	新生血管性年龄相关性黄斑变性（nAMD）	基因	微生物载体类基因治疗药品
340	YOLT-201 注射液	尧唐（南京）生物科技有限公司	转甲状腺素蛋白淀粉样变性（ATTR）	基因	非微生物类基因治疗药品
341	XMVA09 注射液（＊）	合肥星眸生物科技有限公司；广州派真生物技术有限公司	湿性年龄相关性黄斑变性（wAMD）	基因	微生物载体类基因治疗药品
342	GCK-01 细胞注射液	上海精缮生物科技有限责任公司	本品为未经基因修饰的外周血来源的异体自然杀伤细胞（NK），拟用于治疗复发／难治性大 B 细胞淋巴瘤（DLBCL）非特指型（NOS），包括弥漫性大 B 细胞淋巴瘤转化的 DLBCL，高级别 B 细胞淋巴瘤（HGBCL），CD20 阳性的复发／难治性 B 细胞淋巴瘤，滤泡性淋巴瘤（3b FL），边缘区淋巴瘤（MZL），套细胞淋巴瘤（MCL）， 3b 级滤泡性淋巴瘤（3b FL），边缘区淋巴瘤（MZL），套细胞淋巴瘤（MCL）	细胞	非基因修饰
343	RJMty19 注射液（＊）	广东瑞顺生物技术有限公司	CD19 阳性的复发／难治性 B 细胞急性淋巴细胞白血病	细胞	体外基因修饰
344	YFQLXB-UC01 注射液（＊）	山东省齐鲁细胞治疗工程技术有限公司	失代偿期肝硬化	细胞	非基因修饰

续表

序号	药品名称	企业名称	适应证	一级分类	二级分类
345	GC012F 注射液（*）	亘喜生物科技（上海）有限公司；苏州亘喜生物科技有限公司	复发 / 难治性 B 细胞非霍奇金淋巴瘤	细胞	体外基因修饰
346	人脂肪间充质干细胞注射液（*）	北京爱格干细胞科技有限公司	用于治疗糖尿病足溃疡	细胞	非基因修饰
347	CUD005 注射液	四川康德赛医疗科技有限公司	肝硬化	细胞	非基因修饰
348	NGCT002 注射液	苏州诺洁贝生物技术有限公司	苯丙酮尿症（PKU）	基因	微生物载体类基因治疗药品
349	CG-BM1 异体人骨髓间充质干细胞注射液（*）	广州赛隽生物科技有限公司	缺血性脑卒中	细胞	非基因修饰
350	伊基奥仑赛注射液（*）	南京驯鹿生物医药有限公司	既往经过 1~2 线治疗且来那度胺耐药的复发 / 难治性多发性骨髓瘤	细胞	体外基因修饰
351	KQ-2003 自体抗原受体 T 细胞注射液（*）	科莘（浙江）药业科技有限公司	复发 / 难治性 POEMS 综合征	细胞	体外基因修饰
352	SKG0106 眼内注射溶液（*）	揽月生物医药科技（杭州）有限公司	糖尿病性黄斑水肿（DME）	基因	微生物载体类基因治疗药品
353	CS-101 注射液	正序（上海）生物医药科技有限公司	用于重型 β 地中海贫血的治疗	细胞	体外基因修饰
354	人脐带间充质干细胞注射液（*）	吉林省拓华生物科技有限公司	本品为消化系统疾病药物，适应证为失代偿期乙型肝炎肝硬化	细胞	非基因修饰
355	注射用 RGL-2102	上海瑞宏迪医药有限公司	下肢缺血性疾病	基因	非微生物类基因治疗药品

111

续表

序号	药品名称	企业名称	适应证	一级分类	二级分类
356	重组 L-IFN 腺病毒注射液	上海元宋生物技术有限公司	晚期实体瘤，包括但不限于头颈部鳞癌，卵巢癌，非小细胞肺癌（NSCLC）等	基因	微生物载体类基因治疗药品
357	VGN-R09b（*）	上海泰昶生物技术有限公司；上海天泽云泰生物医药有限公司	原发性帕金森病	基因	微生物载体类基因治疗药品
358	VGN-R09b（*）	上海泰昶生物技术有限公司；上海天泽云泰生物药有限公司	芳香族 L-氨基酸脱羧酶缺乏症（AADCD）	基因	微生物载体类基因治疗药品
359	IBR822 细胞注射液	英百瑞（杭州）生物医药有限公司	晚期实体肿瘤	细胞	非基因修饰
360	靶向 CD99 嵌合抗原受体基因修饰的自体 T 细胞注射液	武汉波睿达生物科技有限公司	≥18 周岁的复发/难治性 CD99$^+$ 骨或软组织肉瘤	细胞	体外基因修饰
361	靶向 GPC3 装甲型嵌合抗原受体自体 T 细胞注射液 C-CAR031	上海赛比曼生物科技有限公司	GPC3$^+$ 晚期/复发性肝细胞癌	细胞	体外基因修饰
362	γδ-T 细胞注射液	广东暨德康民生物科技有限责任公司	适用于原发性肝细胞癌患者的治疗	细胞	体外基因修饰
363	KSH01 注射液	科士华（南京）生物技术有限公司；科士华（深圳）生物技术有限公司	晚期实体瘤	细胞	体外基因修饰

续表

序号	药品名称	企业名称	适应证	一级分类	二级分类
364	ABO2011注射液（＊）	苏州艾博生物科技有限公司；艾博生物科技（上海）有限公司	晚期实体瘤	基因	非微生物类基因治疗药品
365	KH658眼用注射液（＊）	成都弘基生物科技有限公司	本品适用于治疗新生血管性（湿性）年龄相关性黄斑变性（nAMD）	基因	微生物载体类基因治疗药品
366	KH658眼用注射液（＊）	成都弘基生物科技有限公司	本品适用于治疗新生血管性（湿性）年龄相关性黄斑变性（nAMD）	基因	微生物载体类基因治疗药品
367	KH658眼用注射液（＊）	成都弘基生物科技有限公司	本品适用于治疗新生血管性（湿性）年龄相关性黄斑变性（nAMD）	基因	微生物载体类基因治疗药品
368	人脐带间充质干细胞注射液（＊）	深圳市北科生物科技有限公司	中重度系统性红斑狼疮	细胞	非基因修饰
369	GC203 TIL细胞注射液	上海君赛生物科技有限公司；上海君赛生物药业有限公司	经细胞学或组织病理学诊断明确的晚期实体瘤	细胞	体外基因修饰
370	异体人源脂肪间充质干细胞注射液（＊）	江苏得康生物科技有限公司	复杂性肛瘘	细胞	非基因修饰
371	RJK002注射液	上海瑞吉康生物医药有限公司	肌萎缩侧索硬化症（ALS）	基因	微生物载体类基因治疗药品
372	混合活化杀伤（MAK）免疫细胞注射液（＊）	北京拓华伟业生物科技有限公司	晚期恶性实体瘤	细胞	非基因修饰
373	宫血间充质干细胞注射液（＊）	浙江生创精准医疗科技有限公司	病毒导致的重症肺炎	细胞	非基因修饰

续表

序号	药品名称	企业名称	适应证	一级分类	二级分类
374	SCM-181 注射液	云南疐喜再生医学工程有限公司	特发性肺纤维化	细胞	非基因修饰
375	NK042 细胞注射液	上海恩凯细胞技术有限公司	晚期实体瘤	细胞	体外基因修饰
376	ER2001 注射液	艾码生物科技（南京）有限公司	早期显性亨廷顿舞蹈病	基因	非微生物类基因治疗药品
377	GP51801 注射液	南京济群生物科技有限公司	本品用于治疗下肢外周动脉疾病（PAD）患者	基因	非微生物类基因治疗药品
378	SYS6020 注射液（*）	石药集团中奇制药技术（石家庄）有限公司	复发或难治性多发性骨髓瘤	细胞	体外基因修饰
379	注射用人脐带间充质干细胞	艾尔普再生医学科技（深圳）有限公司	极高骨折风险的绝经后妇女骨质疏松症	细胞	非基因修饰
380	RD118 注射液	南京鹿生物技术股份有限公司	复发／难治性多发性骨髓瘤（RRMM）	细胞	体外基因修饰
381	U87 注射液	上海优卡迪生物医药科技有限公司；上海优卡迪智造生命科技有限公司；上海优卡迪生物技术有限责任公司	Trop2 阳性的恶性肿瘤	细胞	体外基因修饰
382	T3011 疱疹病毒注射液（*）	苏州亦诺微医药科技有限公司	腔内给药治疗伴或不伴癌性胸／腹水的恶性实体瘤患者	基因	微生物载体类基因治疗药品
383	T3011 疱疹病毒注射液（*）	苏州亦诺微医药科技有限公司	腔内给药治疗伴或不伴癌性胸／腹水的恶性实体瘤患者	基因	微生物载体类基因治疗药品

续表

序号	药品名称	企业名称	适应证	一级分类	二级分类
384	抗 CD30 嵌合抗原受体自体 T 细胞注射液	明慧（南京）基因生物技术有限公司	本品适应证为霍奇金淋巴瘤和间变性大细胞淋巴瘤等 CD30 阳性肿瘤	细胞	体外基因修饰
385	CEL001 注射液	广州希灵生物科技有限公司	治疗晚期实体肿瘤	细胞	非基因修饰
386	AFN0328 注射液（*）	合肥阿法纳生物科技有限公司；合肥阿法纳安科生物科技有限公司；安徽安科生物工程（集团）股份有限公司	本品可用于治疗 HPV16/18 感染相关的子宫颈上皮内瘤样病变、外生殖器或阴道上皮内病变和子宫颈癌、肛门癌、外阴癌、阴道癌、阴茎癌、头颈部癌等	基因	非微生物类基因治疗药品
387	ART001 注射液	锐正基因（苏州）有限公司	转甲状腺素蛋白淀粉样变性（ATTR）	基因	非微生物类基因治疗药品
388	CNK-UT002 细胞注射液	羿尊生物医药（浙江）有限公司	晚期实体瘤（包括但不限于肝癌和黑色素瘤）	细胞	体外基因修饰
389	TAL-T 细胞注射液	广州泛恩生物科技有限公司	本品拟用于为经细胞学或组织病理学或采用肿瘤标志物联合影像学诊断（对一些特殊晚期肿瘤可采用肿瘤标志物联合）明确诊断的晚期恶性实体瘤患者，包括但不限于黑色素瘤、头颈部肿瘤、宫颈癌、非小细胞肺癌等	细胞	非基因修饰
390	AFN0328 注射液（*）	合肥阿法纳生物科技有限公司；合肥阿法纳安科生物科技有限公司；安徽安科生物工程（集团）股份有限公司	本品用于 HPV16 和（或）HPV18 相关宫颈高级别鳞状上皮内病变 [HSIL] 患者的治疗	基因	非微生物类基因治疗药品

续表

序号	药品名称	企业名称	适应证	一级分类	二级分类
391	重组 I 型单纯疱疹病毒 R130 注射液（Vero 细胞）	上海允英生物医药科技有限公司	晚期实体瘤	基因	微生物载体类基因治疗药品
392	WGc-043 注射液（*）	成都威斯津生物医药科技有限公司	本品适用于至少经过二线系统治疗的 EB 病毒阳性晚期实体瘤	基因	微生物载体类基因治疗药品
393	WGc-043 注射液（*）	成都威斯津生物医药科技有限公司	本品适用于复发或难治性的 EB 病毒阳性淋巴瘤	基因	微生物载体类基因治疗药品
394	mp105	深圳瀛晟生物医药有限公司	局部晚期或转移性非小细胞肺癌、结直肠癌和食管鳞癌	基因	微生物载体类基因治疗药品
395	SYS6020 注射液（*）	石药集团中奇制药技术（石家庄）有限公司	难治性活动性系统性红斑狼疮	细胞	体外基因修饰
396	DCTY1102 注射液	北京鼎成肤源生物技术有限公司	本品拟用于治疗 KRAS G12D 突变阳性、基因型为 HLA-A*11:01 的晚期实体瘤患者	细胞	体外基因修饰
397	LY01620	南京吉迈生物技术有限公司	本品拟用于治疗 HPV16 相关的子宫颈高级别鳞状上皮内病变	基因	非微生物类基因治疗药品
398	XMVA09 注射液（*）	合肥星晖生物科技有限公司	糖尿病黄斑水肿（DME）	基因	微生物载体类基因治疗药品
399	GKL-006 注射液（*）	北京基因启明生物科技有限公司	用于原发性肝细胞癌患者根治性切除术后预防高危复发	细胞	非基因修饰
400	人脐带间充质干细胞注射液（*）	杭州易文赛生物技术有限公司	中重度活动性炎症性肠病	细胞	非基因修饰
401	人 GLP-1 和 FGF21 双因子高表达脂肪干细胞注射液	北京吉源生物科技有限公司	2 型糖尿病	细胞	体外基因修饰

续表

序号	药品名称	企业名称	适应证	一级分类	二级分类
402	BN-1001 眼用注射液（＊）	南京贝思奥生物科技有限公司	治疗新生血管性（湿性）年龄相关性黄斑变性	基因	微生物载体类基因治疗药品
403	BN-1001 眼用注射液（＊）	南京贝思奥生物科技有限公司	治疗新生血管性（湿性）年龄相关性黄斑变性	基因	微生物载体类基因治疗药品
404	RJMty19 注射液（＊）	浙江瑞加美生物科技有限公司	系统性硬化病	细胞	体外基因修饰
405	VUM02 注射液（＊）	武汉光谷中源药业有限公司	系统性硬化证	细胞	非基因修饰
406	SDTM001 注射液	赛德特生物制药有限公司	根治术后驱动基因 EGFR 突变阴性及 PD-L1 表达阴性的 NSCLC	细胞	非基因修饰
407	IBR900 细胞注射液	英百瑞（杭州）生物医药有限公司	B 细胞淋巴瘤	细胞	非基因修饰
408	IX001 TCR-T 注射液（＊）	上海镓铼生物科技有限责任公司	基因型为 HLA-A*11:01，肿瘤抗原 KRAS G12V 表达为阳性的晚期胰腺腺癌	细胞	体外基因修饰
409	IX001 TCR-T 注射液（＊）	上海镓铼生物科技有限责任公司	基因型为 HLA-A*11:01，肿瘤抗原 KRAS G12V 表达的晚期胰腺腺癌	细胞	体外基因修饰
410	IPM001 注射液	北京臻知医学科技有限责任公司	用于治疗经二线系统性抗肿瘤治疗失败或不耐受的进展期原发性肝细胞癌	细胞	非基因修饰
411	纳基奥仑赛注射液（＊）	广东合源生物医药有限公司；合源生物科技（天津）有限公司	难治性系统性红斑狼疮（狼疮肾炎、免疫性血小板减少）	细胞	体外基因修饰
412	YT001 注射液	上海原天生物科技有限公司	膝骨关节炎（KOA）	细胞	非基因修饰

续表

序号	药品名称	企业名称	适应证	一级分类	二级分类
413	RM-101 注射液	广州瑞风生物科技有限公司	用于治疗 USH2A 基因外显子 13 突变所致的 Usher 综合征 2 型相关 RP（视网膜色素变性）或非综合征型 RP	基因	微生物载体类基因治疗药品
414	RGL-193 注射液	上海瑞宏迪医药有限公司	帕金森病	基因	微生物载体类基因治疗药品
415	IM96 嵌合抗原受体 T 细胞注射液（IM96 CAR-T 细胞注射液）	北京艺妙医疗科技有限公司	结直肠癌	细胞	体外基因修饰
416	IVB103 注射液	北京诺惟生物医药科技有限公司	新生血管性（湿性）年龄相关性黄斑变性（nAMD）	基因	微生物载体类基因治疗药品
417	NGGT007 注射液	苏州诺洁贝生物技术有限公司	新生血管性年龄相关性黄斑变性	基因	微生物载体类基因治疗药品
418	靶向 HPV16-E6/E7 抗原自体免疫 T 细胞注射液	武汉华大吉因生物科技有限公司	既往至少接受过二线系统性治疗失败或耐受的复发转移性人乳头瘤病毒 16 型阳性（HPV16⁺）晚期宫颈癌患者	细胞	体外基因修饰
419	OriC613 注射液	原启生物科技（上海）有限责任公司	晚期实体瘤	细胞	体外基因修饰
420	POV-601-1A1 溶瘤病毒注射液	苏州般若生物科技有限公司	本品用于治疗晚期实体瘤	基因	微生物载体类基因治疗药品
421	NK510 细胞注射液	珠海贝斯昂科科技有限责任公司；上海贝斯昂科生物科技有限公司	经标准治疗失败的晚期恶性实体瘤	细胞	体外基因修饰
422	MSCohi-O 镜片（＊）	广东普罗凯融生物医药科技有限公司	慢性眼部移植物抗宿主病（coGVHD）	细胞	非基因修饰

续表

序号	药品名称	企业名称	适应证	一级分类	二级分类
423	MSCohi-O 镜片（＊）	广东普罗凯融生物医药科技有限公司	慢性眼部移植物抗宿主病（coGVHD）	细胞	非基因修饰
424	MSCohi-O 镜片（＊）	广东普罗凯融生物医药科技有限公司	慢性眼部移植物抗宿主病（coGVHD）	细胞	非基因修饰
425	SYS6020 注射液（＊）	石药集团中奇制药技术（石家庄）有限公司	难治性全身型重症肌无力	细胞	体外基因修饰
426	ZM001 注射液	厦门再妙生物科技有限公司	系统性红斑狼疮	细胞	体外基因修饰
427	YFQLXB-UC01 注射液（＊）	山东省齐鲁细胞治疗工程技术有限公司	用于治疗中、重度急性呼吸窘迫综合征	细胞	非基因修饰
428	HD004 细胞	华道（上海）生物医药有限公司	CLDN18.2 表达阳性的晚期实体瘤伴恶性腹腔积液	细胞	体外基因修饰
429	靶向 CD19 非病毒 PD1 定点整合 CAR-T 细胞注射液	上海邦耀生物科技有限公司	中度或重度难治性系统性红斑狼疮（SLE）	细胞	体外基因修饰
430	JCXH-211 注射液（＊）	嘉晨西海（杭州）生物技术有限公司	JCXH-211 联合特瑞普利单抗用于治疗恶性实体瘤	基因	非微生物类基因治疗药品
431	SYS6026 注射液	石药集团巨石生物制药有限公司	人乳头瘤病毒（HPV）16/18 型相关高级别鳞状上皮内病变（HSIL）患者	基因	非微生物类基因治疗药品
432	RJMty19 注射液（＊）	浙江瑞加美生物科技有限公司	特发性炎性肌病	细胞	体外基因修饰
433	GZL-016 注射液	广州来恩生物医药有限公司	乙型肝炎病毒相关肝细胞癌	细胞	体外基因修饰

续表

序号	药品名称	企业名称	适应证	一级分类	二级分类
434	艾米迈托赛注射液	铂生卓越生物科技（北京）有限公司	特发性肺纤维化（IPF）	细胞	非基因修饰
435	人脐带间充质干细胞注射液（*）	北京贝来药业有限公司；北京贝来生物科技有限公司	慢加急性肝衰竭	细胞	非基因修饰
436	KYS202003A 注射液	江苏康缘药业股份有限公司	晚期实体瘤患者	基因	微生物载体类基因治疗药品
437	KQ-2002 CAR-T 细胞注射液（*）	科莿（浙江）药业科技有限公司	复发/难治性急性 B 淋巴细胞白血病	细胞	体外基因修饰
438	KQ-2002 CAR-T 细胞注射液（*）	科莿（浙江）药业科技有限公司	复发/难治性 B 细胞非霍奇金淋巴瘤	细胞	体外基因修饰
439	VGX-3100（*）	北京阿波罗土星生物医药科技有限公司	适用于 HPV-16/18 相关肛门 HSIL（AIN2，AIN3）	基因	非微生物类基因治疗药品
440	注射用 VRT106	广州威溶特医药科技有限公司	静脉给药用于治疗局部晚期/转移性实体瘤	基因	微生物载体类基因治疗药品
441	GKL-006 注射液（*）	北京基因启明生物科技有限公司	用于治疗晚期胰腺癌	细胞	非基因修饰
442	靶向 CD19 和 CD22 的嵌合抗原受体自体 T 细胞注射液	上海医药集团生物治疗技术有限公司	复发或难治性 B 细胞非霍奇金淋巴瘤	细胞	体外基因修饰
443	EXG110 注射液	杭州嘉因生物科技有限公司	拟定用于治疗法布雷病（α-半乳糖苷酶 A 缺乏症）患者	基因	微生物载体类基因治疗药品

续表

序号	药品名称	企业名称	适应证	一级分类	二级分类
444	RG002注射液	仁景（苏州）生物科技有限公司	人乳头瘤病毒（HPV）16和（或）HPV18相关的2级或3级宫颈上皮内瘤变（CIN2/3）	基因	非微生物类基因治疗药品
445	外用RGL-2102	广州瑞领医药有限公司；上海瑞宏迪医药有限公司	慢性创面患者，包括糖尿病足溃疡、压力性溃疡等	基因	非微生物类基因治疗药品
446	TAEST16001注射液（*）	香雪生命科学技术（广东）有限公司	拟用于治疗基因型为HLA-A*02:01，肿瘤抗原NY-ESO-1表达为阳性的晚期食管癌	细胞	体外基因修饰
447	MC-1-50细胞制剂（*）	重庆精准生物技术有限公司	本品用于治疗≥18周岁难治性系统性红斑狼疮患者	细胞	体外基因修饰
448	VUM02注射液（*）	武汉光谷中源药业有限公司	活动期中重度溃疡性结肠炎	细胞	非基因修饰
449	治疗用重组卡介苗	成都安永鼎业生物技术有限公司	本品拟用用于治疗和预防膀胱原位癌，用于预防TUR术后原发性或复发性Ta或T1或Tis期膀胱乳头状肿瘤	基因	微生物载体类基因治疗药品
450	UX-DA001注射液（人中脑多巴胺能神经前体细胞注射液）	上海跃赛生物科技有限公司	原发性帕金森病	细胞	体外基因修饰
451	人羊膜间充质干细胞注射液（*）	源品细胞生物科技集团有限公司	中重度急性呼吸窘迫综合征	细胞	非基因修饰
452	YFQLXB-UC01注射液（*）	山东省齐鲁细胞治疗工程技术有限公司	用于治疗慢加急性肝衰竭	细胞	非基因修饰

续表

序号	药品名称	企业名称	适应证	一级分类	二级分类
453	RGB-5088 胰岛细胞注射液	杭州瑞普晨创科技有限公司	本品用于治疗经胰岛素治疗血糖控制不佳，反复发作严重低血糖、无法达到目标糖化血红蛋白水平1型糖尿病成人患者（包括肝肾等器官移植患者）	细胞	非基因修饰
454	SCG142 自体T细胞注射液	星汉德（上海）生物医药有限公司；星源德（上海）有限公司	HPV16或HPV52相关恶性肿瘤	细胞	体外基因修饰
455	HM2002 注射液	上海环码生物医药有限公司	缺血性心脏病	基因	非微生物类基因治疗药品
456	RGL-2201 注射液	上海瑞宏迪医药有限公司	新生血管性年龄相关性黄斑变性	基因	微生物载体类基因治疗药品
457	TAEST16001 注射液（*）	香雪生命科学技术（广东）有限公司	拟用于治疗基因型为 HLA-A*02:01，肿瘤抗原 NY-ESO-1 表达为阳性的晚期非小细胞肺癌	细胞	体外基因修饰
458	ICG318 CAR-T 细胞注射液	松鹤免疫生物医疗（深圳）有限公司；归气丹生物医药（中山）有限公司	拟治疗成人难治性系统性红斑狼疮	细胞	体外基因修饰
459	GC310腺相关病毒注射液（*）	北京锦篮基因科技有限公司	肝豆状核变性	基因	微生物载体类基因治疗药品
460	GC310腺相关病毒注射液（*）	北京锦篮基因科技有限公司	肝豆状核变性	基因	微生物载体类基因治疗药品

续表

序号	药品名称	企业名称	适应证	一级分类	二级分类
461	ADI-001（*）	上海埃笛晟生物科技有限公司	自身免疫性疾病	细胞	体外基因修饰
462	JNJ-81201887（AAVCAGsCD59）（*）	Janssen Research & Development, LLC; Catalent Maryland BioPark (BPK); Janssen Research & Development, A Division of Janssen Pharmaceutica NV; Catalent Pharma Solutions LLC; 强生（中国）投资有限公司	用于治疗继发于年龄相关性黄斑变性的地图样萎缩成人患者	基因	微生物载体类基因治疗药品
463	JNJ-81201887（AAVCAGsCD59）（*）	Janssen Research & Development, LLC; Catalent Maryland BioPark (BPK); Janssen Research & Development, A Division of Janssen Pharmaceutica NV; Catalent Pharma Solutions LLC; 强生（中国）投资有限公司	用于治疗继发于年龄相关性黄斑变性的地图样萎缩成人患者	基因	微生物载体类基因治疗药品
464	VGX-3100（*）	北京阿波罗士星生物医药科技有限公司	适用于HPV-16/18相关阴道HSIL（VaIN2, VaIN3）	基因	非微生物类基因治疗药品
465	NKC007细胞注射液	广州蕙恺赛生物科技有限公司	适用于复发/难治性急性髓系白血病	细胞	非基因修饰

123

续表

序号	药品名称	企业名称	适应证	一级分类	二级分类
466	NCR101注射液	安徽中盛溯源生物科技有限公司；中盛溯源（广州）生物科技有限公司	间质性肺病（ILD）	细胞	非基因修饰
467	BN-1001眼用注射液（*）	南京贝思奥生物科技有限公司	治疗糖尿病性黄斑水肿	基因	微生物载体类基因治疗药品
468	BN-1001眼用注射液（*）	南京贝思奥生物科技有限公司	治疗糖尿病性黄斑水肿	基因	微生物载体类基因治疗药品
469	YFQLXB-UC01注射液（*）	山东省齐鲁细胞治疗工程技术有限公司	促进急性髓系白血病患者异基因造血干细胞移植后的造血重建	细胞	非基因修饰
470	人骨髓间充质干细胞注射液（*）	九芝堂美科（北京）细胞技术有限公司	孤独症谱系障碍	细胞	非基因修饰
471	注射用PCNAT-01	安达生物药物开发（深圳）有限公司	本品拟用于治疗根治性切除和术后辅化疗治疗的胰腺癌患者	其他	新生抗原类
472	同种异体脂肪间充质细胞注射液	天士力医药集团股份有限公司	急性缺血性脑卒中	细胞	非基因修饰
473	FT-003注射液（*）	方拓生物科技（苏州）有限公司	糖尿病视网膜病变	基因	微生物载体类基因治疗药品
474	SENL103自体T细胞注射液	河北森朗生物科技有限公司	复发或难治性多发性骨髓瘤（RRMM）	细胞	体外基因修饰
475	注射用YB-01（该产品为原核生物表达的重组蛋白产品，不能划入ATMP产品范畴）	元本（珠海横琴）生物科技有限公司	晚期实体瘤的治疗	其他	新生抗原类

续表

序号	药品名称	企业名称	适应证	一级分类	二级分类
476	NCR102 注射液	安徽中盛溯源生物科技有限公司；中盛溯源（广州）生物科技有限公司	激素难治性急性移植抗宿主病（SR-aGVHD）	细胞	非基因修饰
477	NWRD09 注射液	诺未生物技术（无锡）有限公司	适用于 HPV16 阳性宫颈高级别鳞状上皮内病变（HSIL）患者	基因	非微生物类基因治疗药品
478	IMC001 注射液	苏州易慕峰生物科技有限公司；成都易慕峰生物科技有限公司	上皮性晚期实体瘤，包括但不限于晚期胃癌 / 食管胃结合部腺癌、三阴性乳腺癌等实体瘤	细胞	体外基因修饰
479	人脐带间充质干细胞注射液（*）	广州达博生物制品有限公司；创智行（广州）生物科技有限公司	用于 2 型糖尿病的治疗	细胞	非基因修饰
480	BBM-A101 注射液	信中医药科技（北京）有限公司；上海勉亦生物科技有限公司；上海信致医药科技有限公司	轻、中度膝骨关节炎	基因	微生物载体类基因治疗药品
481	XP-001-V2	上海信谱生物医药科技有限公司	KRAS G12V 突变的晚期实体瘤	基因	非微生物类基因治疗药品
482	人胎盘来源 3D 间充质干细胞注射液	国健清科生物医药科技（北京）有限责任公司	本品拟用于治疗急性缺血性脑卒中	细胞	非基因修饰
483	GO306 重组溶瘤痘苗病毒注射液	上海锦斯生物技术有限公司	实体瘤	基因	微生物载体类基因治疗药品
484	ZMPB-NK006 注射液	河北美欧赛奥金生物科技有限公司	本品拟用于治疗晚期或转移性恶性实体肿瘤	细胞	非基因修饰

续表

序号	药品名称	企业名称	适应证	一级分类	二级分类
485	VUM03 注射液	武汉光谷中源药业有限公司	非活动性/轻度活动性克罗恩病复杂性肛瘘	细胞	非基因修饰
486	P134 细胞注射液（*）	天士力医药集团股份有限公司	复发胶质母细胞瘤	细胞	体外基因修饰
487	纳基奥仑赛注射液（*）	广东合源生物医药有限公司；合源生物科技（天津）有限公司	至少3线治疗失败的自身免疫性溶血性贫血	细胞	体外基因修饰
488	XS411 细胞注射液（*）	士泽生物医药（苏州）有限公司	原发性帕金森病（PD）	细胞	体外基因修饰
489	靶向 CD19 基因修饰的异体嵌合抗原受体T细胞注射液（*）	上海邦耀生物科技有限公司	复发或难治性 B 细胞非霍奇金淋巴瘤	细胞	体外基因修饰
490	BBM-D101 注射液	信中医药科技（北京）有限公司；上海信致医药科技有限公司；上海勉亦生物科技有限公司	杜氏肌营养不良（DMD）	基因	微生物载体类基因治疗药品
491	IBR854 细胞注射液（*）	英百瑞（杭州）生物医药有限公司	IBR854 细胞注射液联合培唑帕尼片用于治疗晚期肾细胞癌	细胞	非基因修饰
492	IBR854 细胞注射液（*）	英百瑞（杭州）生物医药有限公司	IBR854 细胞注射液联合培唑帕尼片用于治疗晚期肾细胞癌	细胞	非基因修饰
493	XS411 细胞注射液（*）	士泽生物医药（苏州）有限公司	早发型帕金森病（PD）	细胞	体外基因修饰
494	XS228 细胞注射液（*）	士泽生物医药（苏州）有限公司	亚急性期脊髓损伤（SCI）	细胞	体外基因修饰

续表

序号	药品名称	企业名称	适应证	一级分类	二级分类
495	异体人再生胰岛注射液（E-islet 01）	智新浩正（上海）医药科技有限公司	1 型糖尿病	其他	体外基因修饰
496	TriCellPr-AC07 人脐带同充质干细胞注射液	奥辰生物（云南）有限公司	本品拟用于治疗膝骨关节炎	细胞	非基因修饰
497	UTAA09 注射液	博生吉安科细胞技术有限公司；博生吉医药科技（苏州）有限公司	成人复发 / 难治性急性 B 淋巴细胞白血病	细胞	体外基因修饰
498	纳基奥仑赛注射液（*）	广东合源生物医药有限公司；合源生物药科技（天津）有限公司	难治性狼疮肾炎	细胞	体外基因修饰
499	RY_SW01 细胞注射液（*）	江苏睿源生物技术有限公司	2 型糖尿病肾脏疾病	细胞	非基因修饰
500	FT-017 注射液	劳拓生物科技（上海）有限公司；方拓生物科技（苏州）有限公司	MYBPC3 基因变异相关的肥厚型心肌病	基因	微生物载体类基因治疗药品
501	人自体同充质干细胞注射液（*）	源品细胞生物科技集团有限公司	慢性阻塞性肺疾病	细胞	非基因修饰
502	人自体多克隆调节性 T 细胞注射液	上海赛尔欣生物医疗科技有限公司	肌萎缩侧索硬化症（ALS）	细胞	非基因修饰
503	RGL-270 注射液	上海瑞宏迪医药有限公司；广州瑞领药业有限公司	本品单药或联合阿得贝利单抗用于恶性实体肿瘤	基因	非微生物类基因治疗药品

127

续表

序号	药品名称	企业名称	适应证	一级分类	二级分类
504	XS228 细胞注射液（*）	土泽生物医药（上海）有限公司；土泽生物医药（苏州）有限公司	肌萎缩侧索硬化症（ALS）	细胞	体外基因修饰
505	NCR201 注射液	安徽中盛溯源生物科技有限公司；中盛溯源（广州）生物科技有限公司	帕金森病（PD）	细胞	体外基因修饰
506	自体淋巴细胞注射液（*）	康爱瑞浩生物医药（浙江）股份有限公司	局部晚期不可切除或转移性胃癌。	细胞	非基因修饰
507	人脐带间充质干细胞注射液（*）	武汉汉密顿生物科技股份有限公司	糖尿病肾病	细胞	非基因修饰
508	人脐带间充质干细胞注射液（*）	武汉汉密顿生物科技股份有限公司	卵巢早衰	细胞	非基因修饰
509	TAEST1901 注射液（*）	香雪生命科学技术（广东）有限公司	拟用于治疗基因型为 HLA-A*02:01，肿瘤抗原 AFP 表达为阳性的晚期胃癌	细胞	体外基因修饰
510	BBM-P002 注射液	信中医药科技（北京）有限公司；上海勉亦生物科技有限公司；上海信致医药科技有限公司	原发性帕金森病	基因	微生物载体类基因治疗药品
511	人脐带间充质干细胞注射液（*）	北京拓华伟业生物科技有限公司	本品为呼吸系统疾病药物，适应证为纤维化性间质性肺病	细胞	非基因修饰
512	REGEND003 细胞自体回输制剂	上海吉凯医学科技有限公司	2 型糖尿病合并慢性肾脏疾病（CKD）的治疗	细胞	非基因修饰

续表

序号	药品名称	企业名称	适应证	一级分类	二级分类
513	XH001 注射液	北京新合睿恩生物医疗科技有限公司	复发高危实体瘤患者根治术后的辅助治疗，主要包括胰腺导管腺癌、胆道恶性肿瘤、肝细胞癌和胃腺癌等	基因	非微生物类基因治疗药品
514	JWK002 注射液	成都金唯科生物科技有限公司；武汉金唯科生物科技有限公司	X 连锁视网膜劈裂症（XLRS）	基因	微生物载体类基因治疗药品
515	ADI-001（*）	上海埃笛晟生物科技有限公司	类风湿关节炎	细胞	体外基因修饰
516	VPD/FC01002 注射液	微能生命科技集团有限公司	免疫重建不全	细胞	非基因修饰
517	HD006 细胞	华道（上海）生物医药有限公司	GUCY2C 表达阳性的晚期实体肿瘤	细胞	体外基因修饰

注：上述 IND 批准信息按受理号进行统计，药品名称后标（*）的为表格中有重复信息，原因是同一药物申报多个规格／适应证，或不同申办者申报的药物名称相同。